日本人のがん第1位

大腸がんで死にたくなければ腸のむくみをとりなさい！

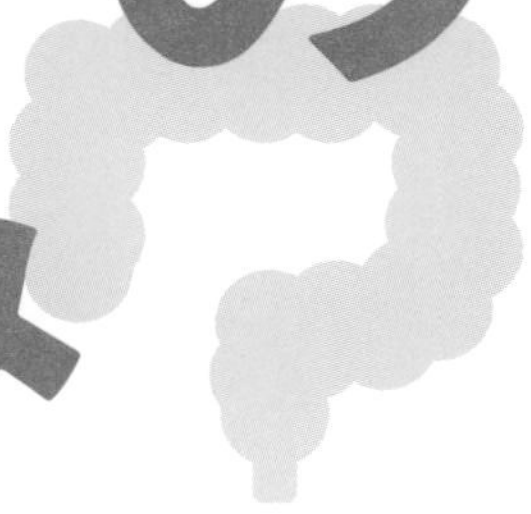

山王病院内科副部長
大久保政雄

すばる舎

はじめに

本書のタイトルを見て、驚いた人も多いかもしれません。
そうなのです、顔や脚と同じく、**腸もむくむことがあるのです**。

「なんとなくお腹に違和感がある」
「宴席のあとはいつも下痢をする」

など、ちょっとした不調をきっかけに私の外来診察を受けにきた、患者さんたちの腸のなかを内視鏡でのぞいてみると、軽い炎症が起きているために「腸がむくんでいる」様子を目の当たりにします。

そして、むくんだ腸をそのままにして、お酒を飲み、脂っこい食事を摂り続けていると、**大腸がんの前段階**である「大腸ポリープ」や「憩室」ができてしまうのです。

大腸がんによる死亡率の推移（全年齢）

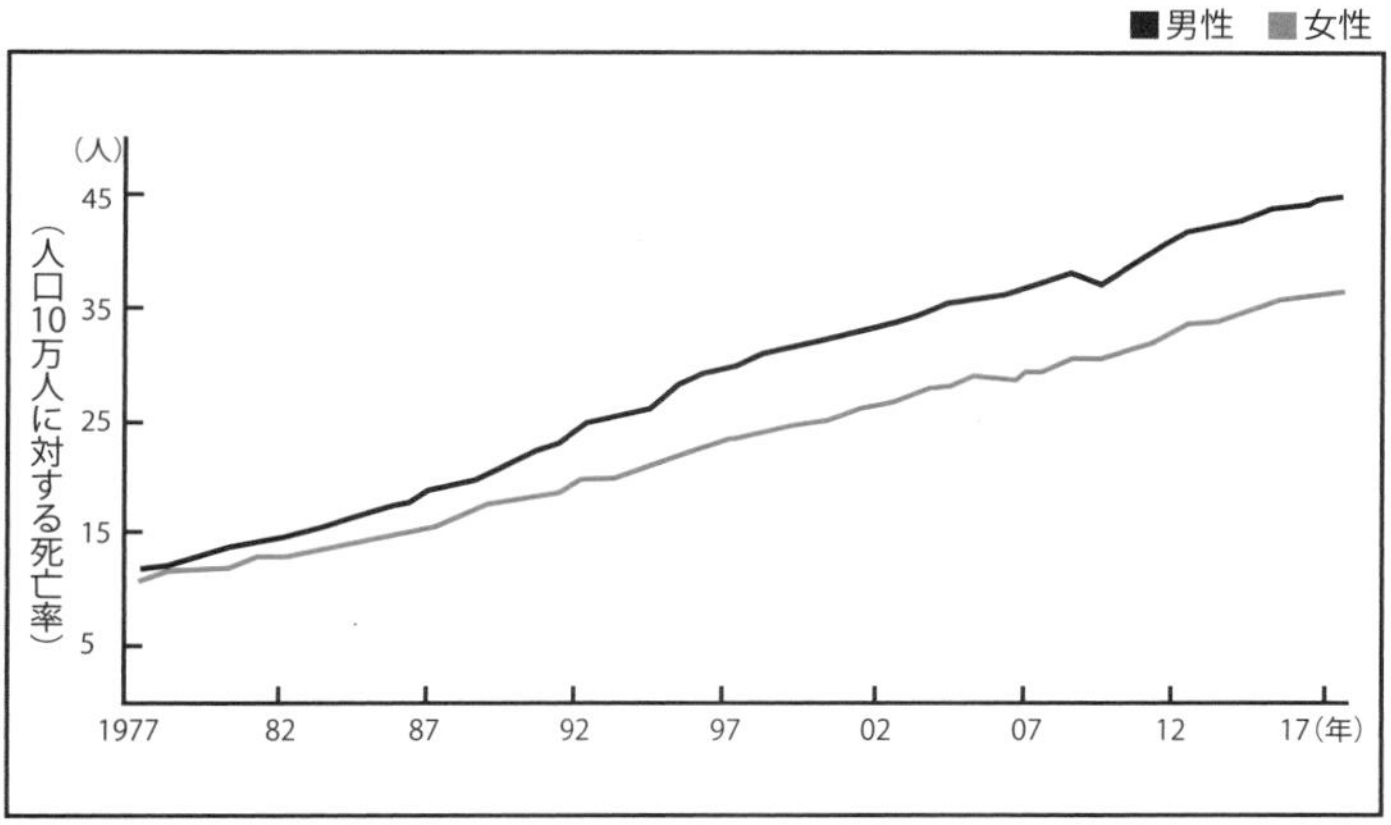

出典：国立がん研究センターがん対策情報センター「がん登録・統計」より引用

これは、１９７７年から２０１７年までの40年間に、**大腸がんで亡くなった人の数の推移**を示したグラフです。

日本は世界のなかでも医療が進んでいる国なのに、**大腸がんによる死亡者数は右肩上がりに増えている**ことがわかります。

今や、「日本人がもっとも多くかかるがん」となりました。

しかし、もともと、大腸がんは欧米に多く、日本には少ないがんでした。

いったい、なにが変わったのでしょうか。

実は、**欧米スタイルの食事が定着し、体を動かす機会が激減した**ことによって、大腸がんの前段階である大腸の炎症（むくみ）や大腸ポリープが増加したのです。

つまり、大腸がんになるのを回避するためには、**生活習慣の見直しが不可欠**だということです。

思えば、医者になって7年目くらいのとき、当時の上司だった先生に、怒られたことがありました。

「**君たち、大腸の内視鏡検査はしっかり診てくれているのか？**」

つまり、胃に関しては炎症やポリープを早い段階で見つけて治療できるようになって、胃がんは目に見えて減ってきているのに、大腸がんは減るどころか、先ほど述べたように、どんどん増えている。いったい、なぜなんだ？　という意味です。

それがきっかけで、私は大腸のことをもっと研究しようと考えるようになりました。

内視鏡を使ってがんを早期発見することも重要な使命ですが、それよりも、どうしたら大腸がんを予防できるのか、**腸をむくませないためにはどうしたらいいのか**を、一般の人たちにもっと知ってもらいたいという思いが強くなったのです。

大腸は、消化器のなかでも、飲んだり食べたりしたもののカスが便になる過程で最後に**必ず通過していく、大切な通り道です**。使い方が乱暴だと悲鳴をあげるのですが、**腸の粘膜そのものには神経がない**のでなかなか気がつきません。

もっとも、すっかり食生活が欧米化してしまった私たちの日常から、焼き肉や揚げもの、お酒などを完全に排除することは不可能でしょう。私も宴席ではついついお酒がすすみます。

そこで本書では、腸がむくむリスクを背負って生きている、現代人の私たちが持たなければならない腸の常識をはじめ、むくまない腸をつくる食生活や運動の仕方などを、15000人以上の腸を診た専門医として、ていねいに解説しました。

大腸の病気を自分で予防するために、まずは本書を読んで、**腸がむくまない生活のヒントを受け取ってほしい**と思います。

大腸がんで死にたくなければ腸のむくみをとりなさい！ 目次

第3章
内視鏡検査は怖くない！

第4章

腸をいたわり鍛える黄金の四原則

第5章

たるみ腸とデリケート腸

第6章
腸内フローラ検査でむくみリスクを知る

本文デザイン：ドットスタジオ

第1章

腸のむくみが病気のはじまり

暴飲暴食で腸がむくむ！

むくみの正体は腸の炎症

大腸の病気の多くは、腸管の壁の粘膜に慢性的な炎症が起きて、腸が「むくんだ」状態になることから始まります。

炎症を起こす要因はいろいろありますが、やはり多くは暴飲暴食などの不摂生によるものと考えられています。そして、むくんだ腸の壁は傷つきやすいのです。

筆者が担当した患者さんのケースを紹介しましょう。

本書に掲載する大腸内視鏡検査の画像は、著者が撮影したものであり、患者さんの承諾を得ています。
また、本文で紹介する症例（ケーススタディ）は、臨床の経験を基に創作された架空のものです。

case1

下痢をくりかえし、お腹に違和感

Aさん（46歳・男性、営業職）

メーカーの営業職として都内を担当するAさんが、最も忙しいのは年末年始だ。クライアントへの挨拶まわりと接待の食事会、そして職場の忘年会や新年会が続くためである。昔より接待の機会が減ったとはいえ、Aさんの職場には古い慣習が残っており、受け持つクライアントの担当者に酒好きが多いこともあって、宴席を設けるのが業務のひとつになっていた。

12月。急に冷え込みが厳しくなり、Aさんはかぜ気味だったが、その週も宴席が3日も入っていた。そして、3日目のクライアントとの忘年会からの帰宅後、Aさんはお腹の不調に襲われた。夜中に何度も下痢をしたのだ。〝なにか悪いものでも食べたかな〟と思ったが、なんとなく下腹部の違和感もある。

心配になったAさんは翌日、会社を休んで消化器内科クリニックを受診。

胃腸炎の疑いで薬を処方されたが、大腸がんなどの病気も否定できないため、医師から、カメラを装着したスコープ（細い管）で直接腸の中を検査する「大

「腸内視鏡検査」をすすめられる。Aさんは、その場で予約を取った。

内視鏡検査を受けるのははじめてのAさんに、担当医師はカメラを操作しながら、「腸がむくんでいますね。宴会や接待が多いんじゃないですか？」とズバリと指摘。

「腸がむくむなんて、聞いたことがない！」と驚くも、医師は「暴飲暴食を続けていると、腸の粘膜に炎症が起きて、むくんでしまうんですよ」と続ける。

モニターに映る自分の腸の状態を説明されて、うなだれるAさんであった。

臓器に「休日」はない

社会に出て働く私たちが心と体の健康を保つためには、十分な休養が必要です。

仕事の合間には休息をし、夜はしっかり睡眠をとり、そして休日には気分転換――それができれば、休み明けには、また新たな気分で仕事に向かうことができるでしょう。

もし、会社に休みを与えられず、オーバーワークが続けば、私たちは疲れきって心身に不調をきたしたり、やる気をなくしてやさぐれたりするでしょう。仕事の生産性もガタ落ちになるはずです。

ところが、**全身の臓器には、「休日」も「休み時間」もありません。**

胃腸や肝臓といった臓器は、私たちが食事をしているあいだはもちろん、眠っているときも健気に働いてくれています。

深夜に食べ過ぎて、無理な消化吸収をお願いしても文句をいわず、また、食後に眠くなってそのままゴロリと寝てしまっても、うたた寝するようなことはなく、食べものを黙って消化し、水分や栄養を吸収して黙々と便をつくり、排泄する準備をしています。

ですから、内臓もいたわらないと、人間と同じで突然「もう無理！」と働けなくなったり、病気になってしまったりします。

とくに腸が過重労働で悲鳴をあげるのは、Aさんのケースのように、かぜが流行し始め、宴席が続く年末年始が多いのです。

むくむのは顔や脚だけではなかった！

腸の全体像を押さえよう

さて、改めて腸の構造を見ておきましょう。

腸の全体像は、次のページの図のようになっており、大きくいうと大腸と小腸の2つに分けられます。**小腸は私たちが摂った栄養素を消化し、吸収するところ**で、その**残りカスを処理して、便として肛門に送り出すのが大腸**です。

日本人の成人の腸の長さは平均約7〜9メートル。このうち、大腸は約1・5〜2メートルです。「日本人の腸は長いから、便秘しやすい」という俗説がありますが、正確にいうと、欧米人は横行結腸が長く、日本人はS状結腸が長いことがわかっています。

腸の全体図

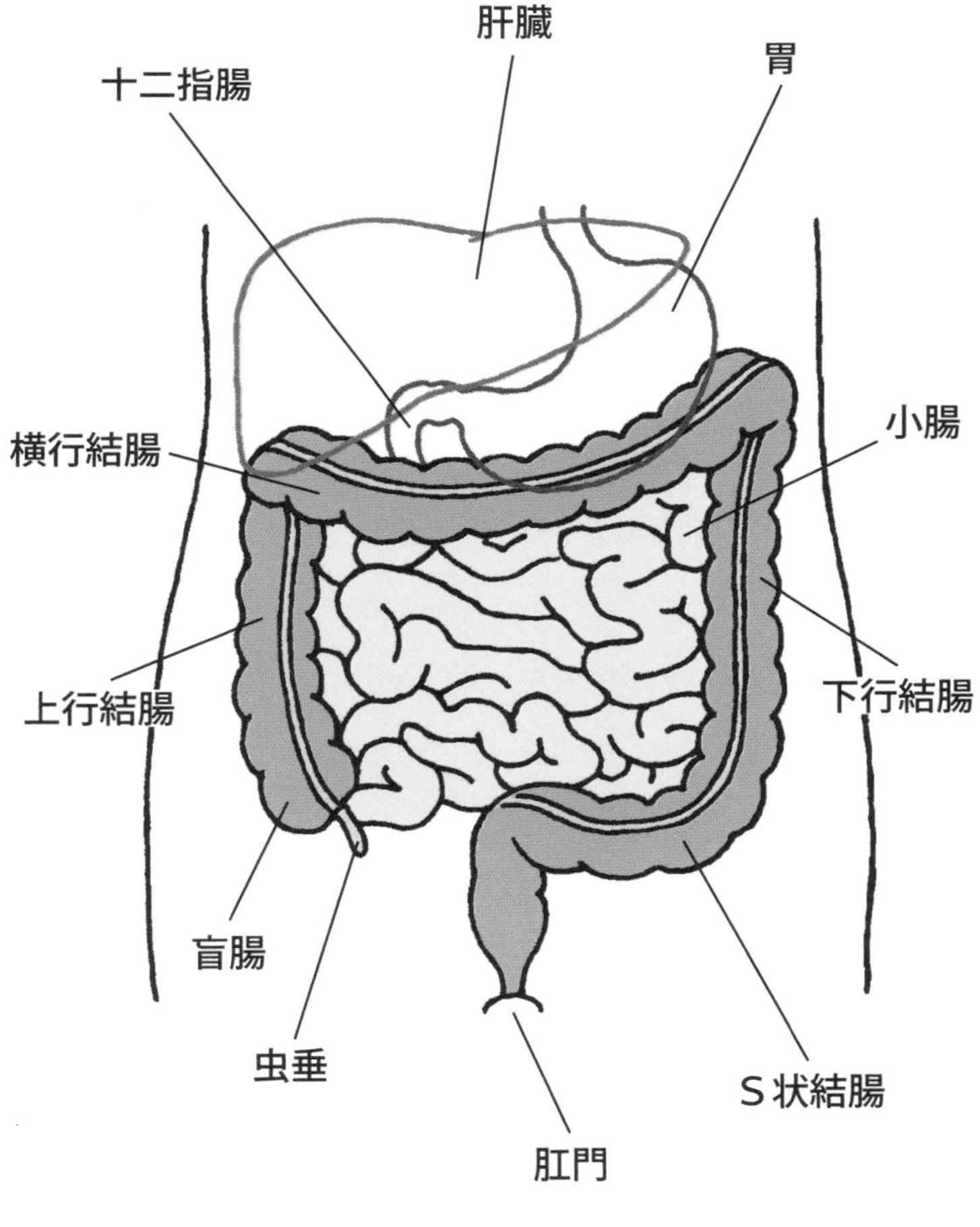
肝臓
十二指腸
胃
横行結腸
小腸
上行結腸
下行結腸
盲腸
虫垂
S状結腸
肛門

腸管の構造

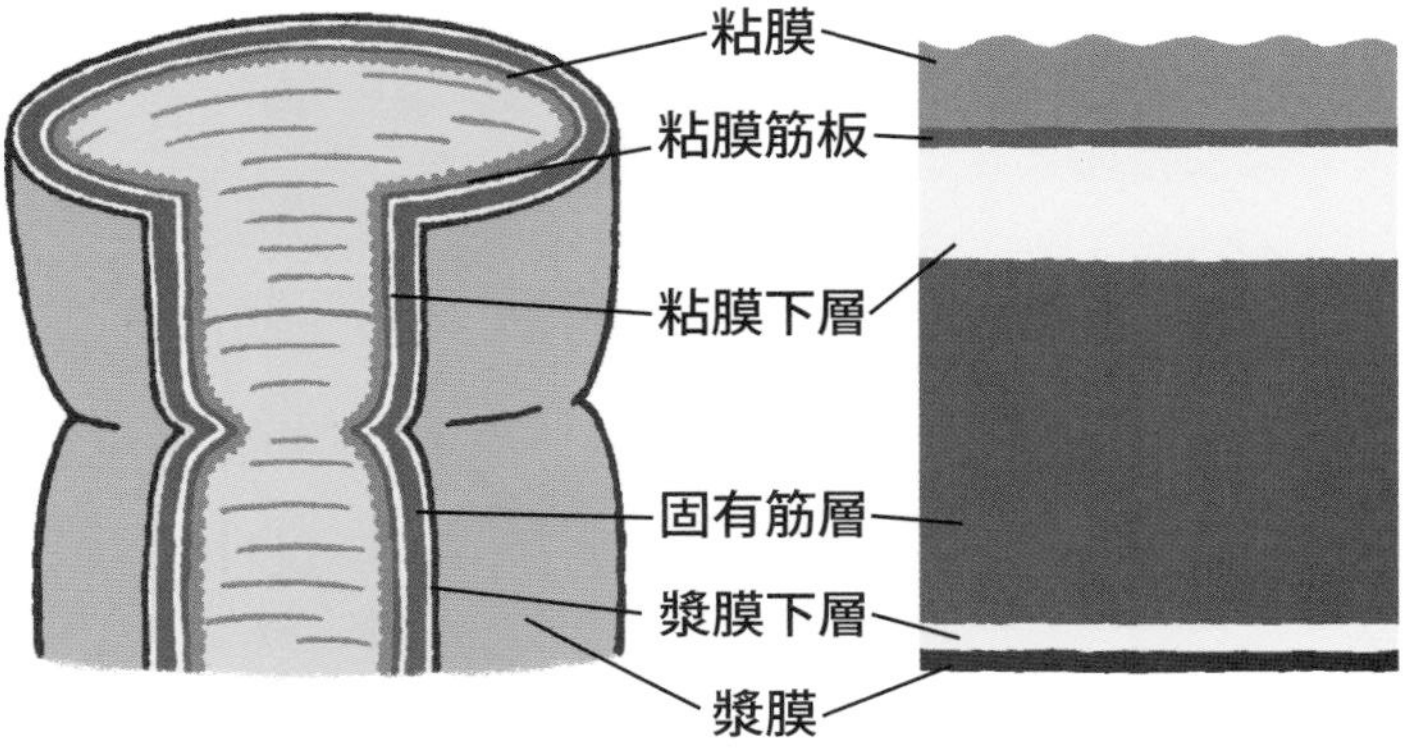

上の図は大腸の管を輪切りにしたものですが、ここは多重構造になっており、最も薄い粘膜《ねんまく》層の厚みは、0・4ミリほどしかありません。外側の漿膜《しょうまく》下層まで含めた大腸壁全体でも3~5ミリと、たいへん薄い管で、**胃と比べると約半分の厚みしかない**のです。

そのため、大腸の粘膜は傷つきやすく、いい方を変えれば変形しやすいわけです。

大腸と小腸を合わせた腸管の内側の総面積は、約32平方メートルと、実にテニスコート1面分ほどの広さがあります。その長い管が図のように折りたたまれて、お腹のなかにぎっしりと収納され、下に落ちないよう、腸間膜《ちょうかんまく》という薄い膜でつり下げられています。

腸のむくみと脚のむくみの違い

この本では、主に大腸のトラブルとメンテナンスの方法について解説していきますが、まず、大量飲酒や高脂肪食などの不摂生を続けていると、最初に紹介したAさんのように、「**腸がむくんでしまう**」例があることを知ってほしいと思います。

「むくみ」というと、一般的には「**顔がむくんでいる**」とか「**脚のむくみ**」などが思い浮かびます。

医学的には「浮腫《ふしゅ》」といいますが、顔や手足のむくみは塩分の摂りすぎやお酒の飲み過ぎ、運動不足、栄養不良による血流の低下、あるいは心臓や腎臓の機能低下や肝硬変などの病気によって、**体内の水分の排出が滞る**ことによって起こります。

一方、腸のむくみは顔や脚のそれとは異なり、度重なる暴飲暴食や感染などの外的な刺激によって、**腸管の表面である粘膜表皮が攻撃されて炎症が起きる**ことを指します。

炎症が続くと、それに対抗するために体の免疫が活性化され、細胞に水分が誘導されるために、腸壁の細胞が膨らんで見えるのです。大腸は、水分を吸収する役割を果たしているので、粘膜がむくんでいるとその機能がうまく働きません。

また、健康な腸であればきれいに透けて見える毛細血管も見えにくくなります。腸の内部で炎症が起きてむくんでいても、体の外側から見ることはできません。血液検査や、第3章でくわしく解説する「**大腸内視鏡検査**」を行い、27ページのように、モニター画面で腸の内部を観察することによって、はじめて確認できるのです。

筆者は、この大腸内視鏡検査を日常的に行っていますが、モニターを見ながら「腸がむくんでいますね」と説明すると、たいていの患者さんはびっくりします。しかし、内視鏡で腸の粘膜の状態を観察できるようになってから、消化器科の医師たちにとっては「腸のむくみ」は**ごく日常的な表現**になりました。

粘膜に軽い炎症があってむくんでいても、腸の粘膜層（22ページの図を参照）には神経がないため、**それだけでは痛みを感じません**。

健康できれいな腸の粘膜

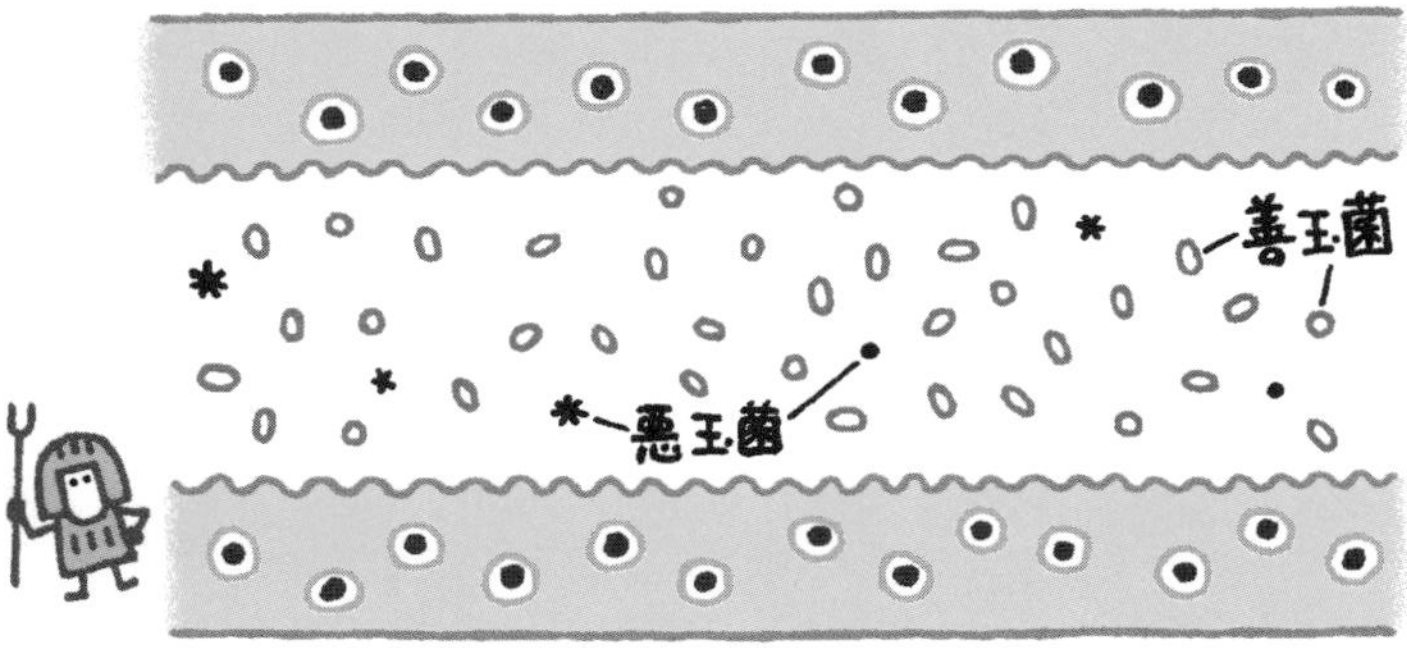

食事に気をつけていると、腸内細菌のバランスがとれて腸内環境がいい状態に保たれ、粘膜の表面もきれいに見える。見張っているのは、血液中の免疫細胞。

腸の粘膜がむくんでいる状態

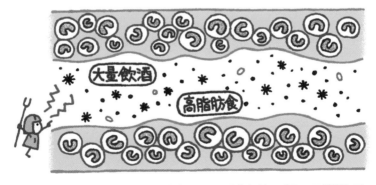

脂肪の多い食事やお酒の飲み過ぎが続くと、腸内細菌のバランスが崩れて悪玉菌が増える。粘膜に炎症が起きると、免疫細胞が戦闘態勢になり炎症細胞の数が増え、粘膜の細胞に水分が誘導されて膨らんでみえる。

しかし、筋層や漿膜、腸の外側にある腹膜など、神経のある組織にまで炎症が及ぶと、腹痛が起こります。

腸のむくみは慢性的な炎症によるものですから、いわば病気の一歩手前の、「未病《みびょう》」の段階といえます。腸がむくんでいると、腹痛や下痢が起きるだけでなく、これから解説していく「憩室炎《けいしつえん》」や「大腸ポリープ」などができやすく、さらには、**大腸がんのリスクも高くなってしまう**のです。

日本人の死亡原因でもっとも多いのはがんですが、このうち、男性では第3位、女性では第1位が大腸がんなのです。大腸がんになりたくないなら、遺伝的要因を除けば、まず腸のむくみを起こさないことが重要なのです。

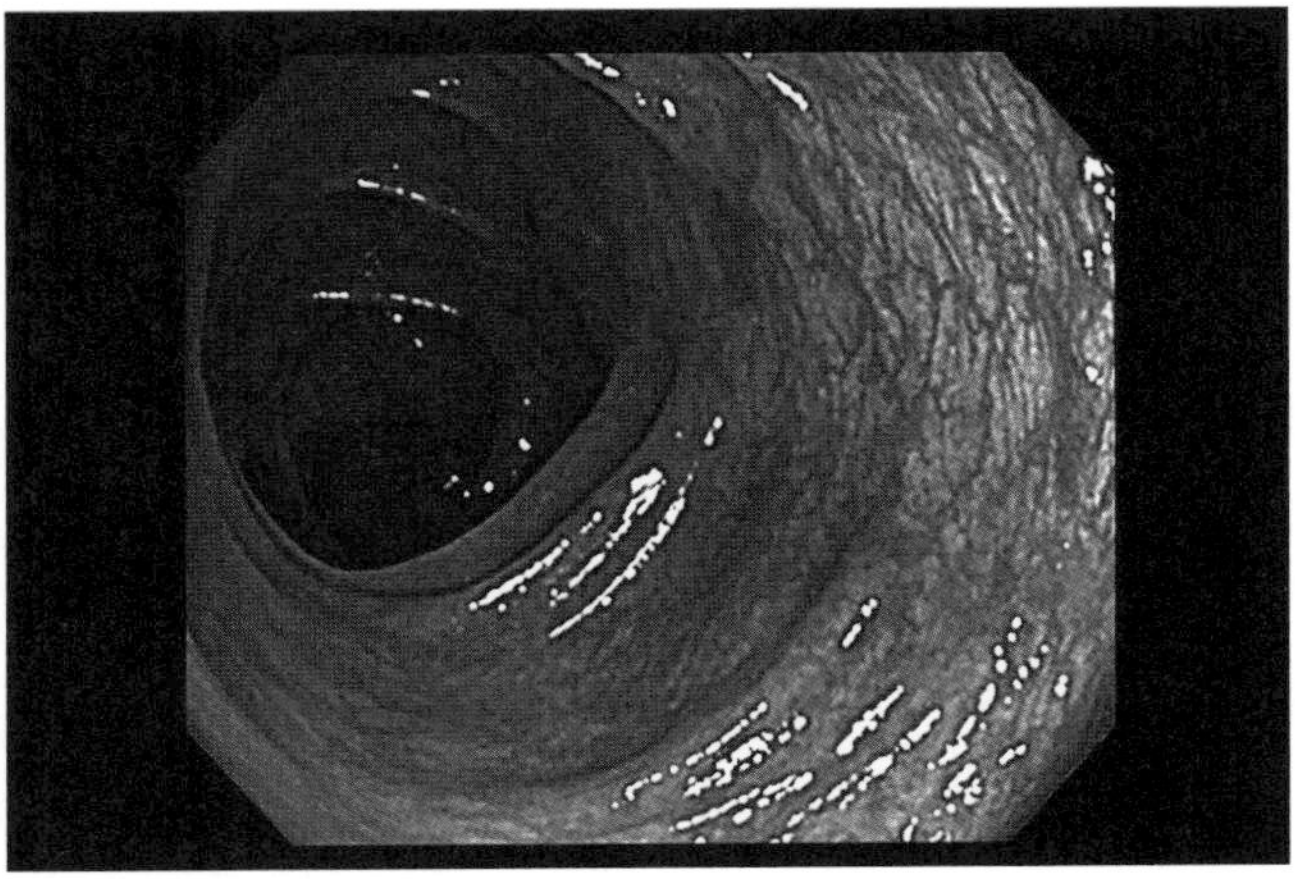

健康な大腸の粘膜。腸管のヒダがしっかり立ち上がり、毛細血管もはっきり見える。

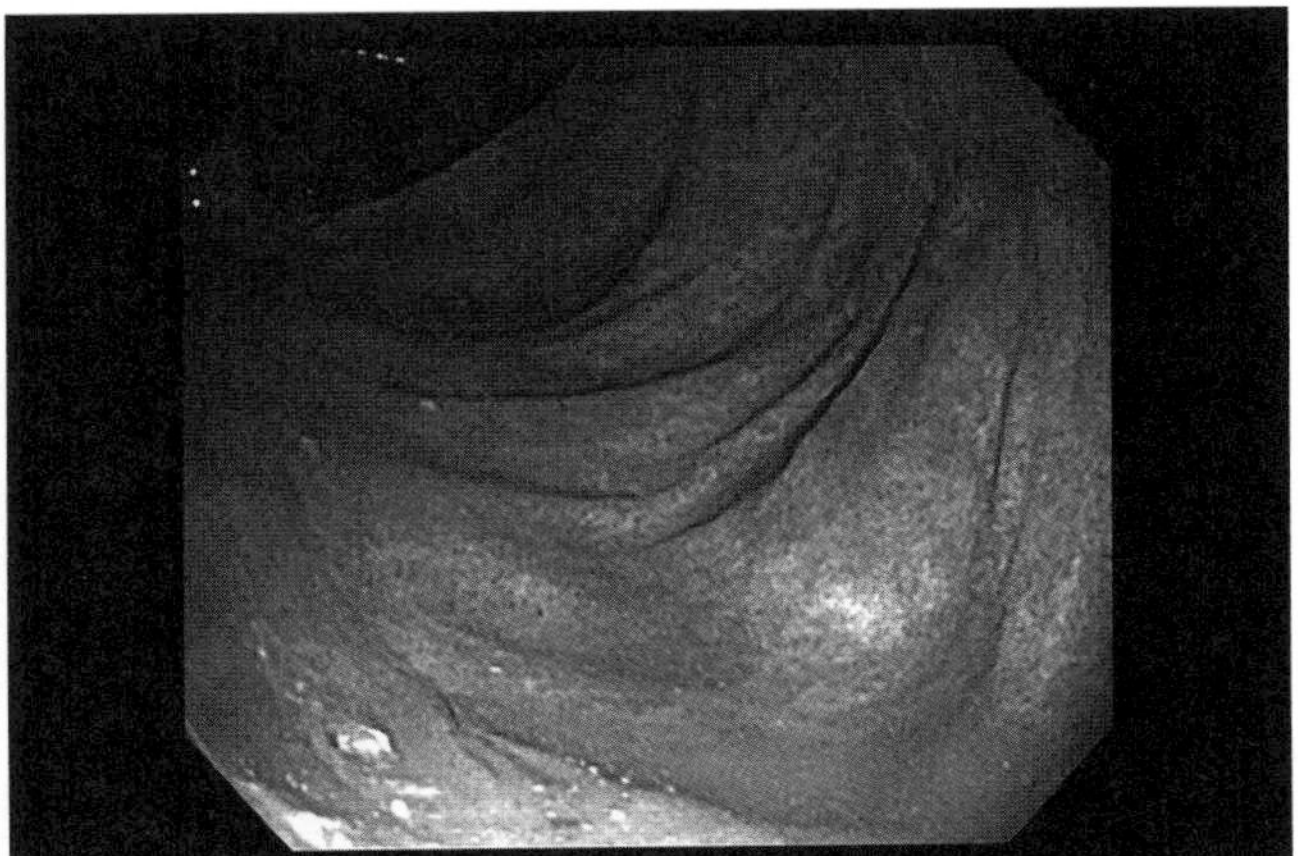

むくんでいる大腸の粘膜。慢性的な炎症によって細胞に水分が誘導され、血流や表面のヒダがはっきりしない。

自分でできる！むくみ腸セルフチェック

生活習慣を振り返ってみよう

腸がむくんでいるかどうか、すなわち慢性的な炎症の有無は、大腸内視鏡検査を受けなければ目で見て確定診断することができません。

しかし、日頃の生活習慣を振り返って、自分の「**むくみ腸リスク**」**が高くないかどうかをチェックする**ことができます。

次の①～⑩の設問に、「はい」「いいえ」で回答してみましょう。

① ほぼ毎日、お酒を飲んでいる

② 飲酒量が多い

③ あまり野菜を食べない
④ タバコを吸う、または最近まで吸っていた
⑤ 外食することが多い
⑥ 肉や揚げものをよく食べる
⑦ レトルトなどの加工食品を食べることが多い
⑧ 食事をする時間が不規則だ
⑨ 下痢や消化不良の軟便が出ることが多い
⑩ お腹を押すと痛みを感じる

「はい」が**3項目以上あったら、腸のむくみが起きるリスクが高い**といえるでしょう。

①〜⑦のような食生活や習慣は、腸のむくみの大きな原因です。そして、⑨・⑩の症状があったら、すでに腸がむくんでいる可能性が高いでしょう。

意外なようですが、④の喫煙も腸のむくみやポリープの原因になります。タバコを吸うと血管が収縮するため、腸の粘膜の血流が低下するからです。

脂質の摂り過ぎがむくみを呼ぶ

人間の消化器は、**口腔から肛門までつながっています**。口から入れた食べものが消化・吸収されて、最後は排泄物である便として肛門から出ていくわけですから、非常にわかりやすいシステムです。

消化器系に病気が起きたときも、血液や脳の病気に比べれば比較的単純で、見れば何が起きているかわかる「診たまま診断」です。

もちろん、消化器系の病気にも原因や治療法が解明されていない難病もありますが、**多くは自分で気をつけることで、ある程度は予防できる**疾患です。

最も重要なのは、やはり食事でしょう。

ところが、その食生活が問題です。日本人の食生活が便利になり過ぎてしまい、保存料などの食品添加物を加えた食べものが増えたために、アレルギーが急増しています。

胃がんの発がん因子を探る研究でも、市販のハンバーグや成型肉、ハム、ソーセージなどの加工肉などは、注意すべき食品として挙げられています。

これらをいっさい食べてはいけない、というわけではありませんが、実際に、筆者が腸の病気で来院する患者さんに話を聞くと、そういうものが好きな人が多いのです。

もちろん、お肉に含まれているタンパク質は大切な栄養素なので、体にとって必要なものです。だからといって、連日、焼き肉にステーキ、ハンバーグ、トンカツ、天ぷら……という食事を続けていたら、**間違いなく動物性脂肪（オメガ6系脂肪酸）の摂り過ぎになります**。

というのも、「1日の動物性脂肪の摂取量が30グラムを超えると、お腹の中で炎症が起きる」ことが研究でわかっているのです。

タンパク質は、肉だけではなく魚介類や植物性タンパク質が豊富な大豆食品などからも摂取できます。これらの食品には、炎症を抑制する「オメガ3系脂肪酸」が豊富に含まれます。

日本人に大腸がんが増えているのも、動物性脂肪の摂取量が多くなったためと考えられます。第5章で述べる「潰瘍《かいよう》性大腸炎」などの炎症性腸疾患の増加も同様でしょう。

もともと、これらの病気は動物性脂肪の摂取量が多かった欧米によく見られていました。**日本人の食生活が欧米化した**ことの弊害がわかりやすく表れているわけです。当の欧米は、昔の日本食を「健康的な食事」としてお手本にし始めているというのですから、皮肉なものです。

私たちも、そろそろ昔ながらの日本の家庭料理に立ち返るべきでしょう（ただし、塩分が多いと別の病気になってしまうので、味噌汁や漬け物などの塩分は控えめで！）。

どうしても外食をしなければならないときは、意識して揚げ物や焼き肉を避けて、たとえば居酒屋なら**和食メニューの温野菜や魚料理をチョイスする**といいのではないでしょうか。

むくみがもたらす怖い部屋「憩室《けいしつ》」

腸に凹みができる

腸のむくみが引き起こす病気として、避けられないのが「憩室」です。具体的な症状を、筆者が担当した患者さんのケースと一緒に紹介しましょう。

case2

痛みはないのに便器が真っ赤に！

Bさん（65歳・男性、自営業）

冷え込みが厳しくなったある日の早朝、Bさんは休日だったので、早起きせずに布団の中にいたが、便意をもよおし、パジャマのままトイレに。便座に座っていきんだところ、下痢のような感触に驚いて便器のなかを見ると、真っ赤に染まっている！　思わず気を失いそうになってしまった。お腹の痛みなどはそれほど感じなかったものの、血便の量が多かったため、Bさんに呼ばれてトイレに駆けつけた妻も気が動転し、救急車を呼んだ。

搬送されたのは、Bさんが何度かかかったことのある近くの病院だった。

1泊入院して、問診と血液検査を行った結果、「おそらく大腸の憩室からの出血」と診断され、絶食と点滴で治療することになった。

実はBさん、以前に大腸がん検診の一次検診でひっかかり、内視鏡検査を受けたのだが、そのときに「腸の内壁にいくつもの憩室ができている」と指摘されていたのである。

しかし、何も自覚症状がなかったため、医師からの忠告も気にせずに毎日の晩酌を欠かさず、きらいな野菜はほとんど食べずに、大好きなステーキやロースカツなどを好んで食べていたことがあだになった……。

憩室ができた大腸の様子

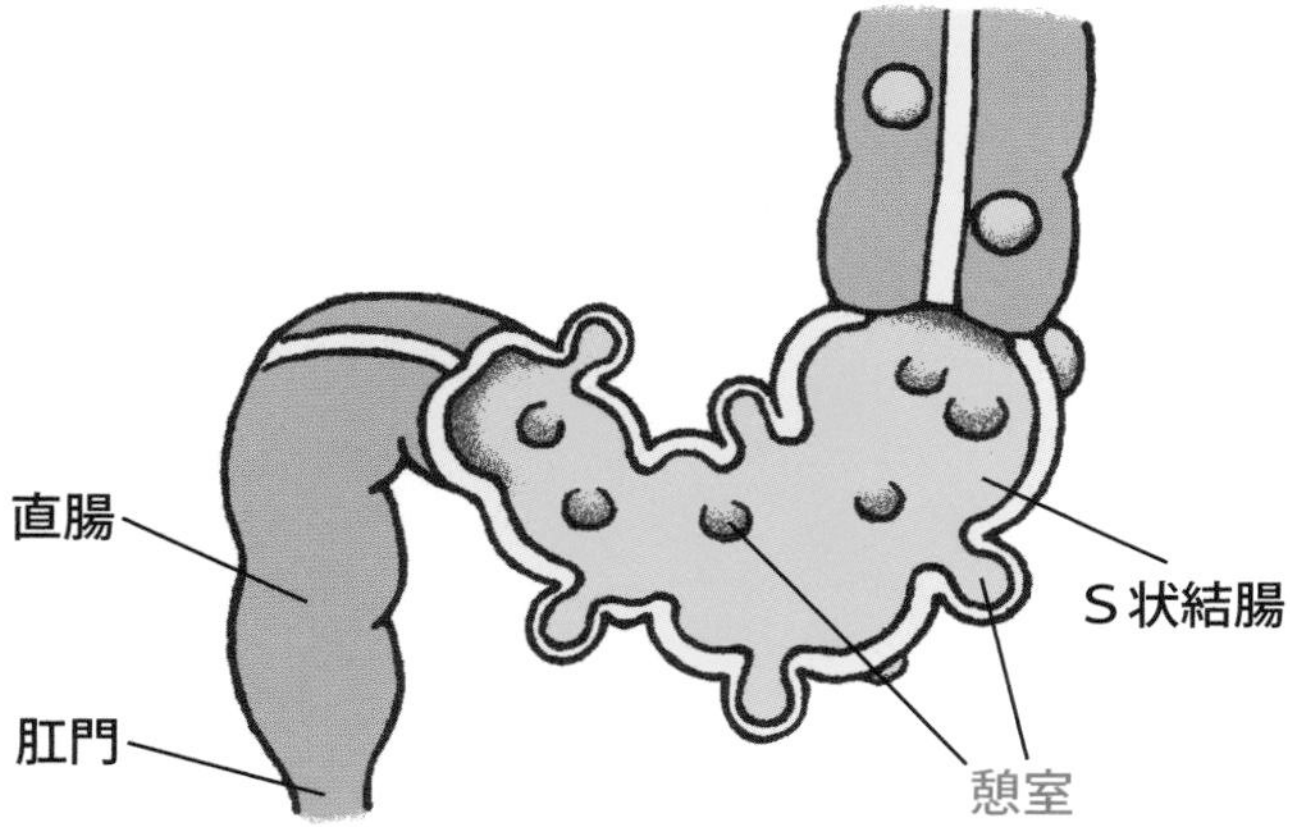

さて、「憩室」とはいったい何なのでしょうか？

「憩《いこ》いの部屋」という字面からは、何だか楽しそうな部屋をイメージしてしまいますが、とんでもないことです。

憩室は大腸の内壁にできる、5～10ミリの**袋状の突起**です。X線で体の断面図が見られる「CT検査」で腸を外側から見ると、憩室は飛び出していますが、内部を直接診察する大腸内視鏡検査で見ると、37ページの写真のように**凹みができている**ことがわかります。

この憩室ができるメカニズムは完全にはわかっていません。腸管の内部には、水分を含んだ便やガスなどが充満していますが、排便時のいきみや便の停滞、食物繊維の不足や偏食によって腸管内圧（腸の内部からの圧力）が上昇すると、**炎症が起きて弱っているところが部分的に外側に飛び出してしまい、部屋ができる**と考えられています。炎症が起きるという点では、腸のむくみが関与しているといえるでしょう。

できあがった憩室は、ふだんは症状もなく、悪さをしませんが、炎症を起こすと激しい腹痛や大量の血便を引き起こしてBさんのように救急搬送されることもある、やっかいものです。炎症を起こさなければほとんど症状が出ないため、**多くは腸の検査でたまたま見つかります**。

近年では、大腸内視鏡検査が一般的になったため、その検査中に見つかることが多くなりましたが、以前は、胃のバリウム造影検査を受けた数日後に腹部のX線検査を受けたら、**大腸の憩室に残ったバリウム**が写ったり、腹部のCT検査、造影剤を使ったX線検査などで発見されていました。

内視鏡で大腸を検査すると、実に10人に1人くらいの割合で憩室が見つかります。数個だけの憩室もあれば、数え切れないほどの凹みが見られるケースもあります。

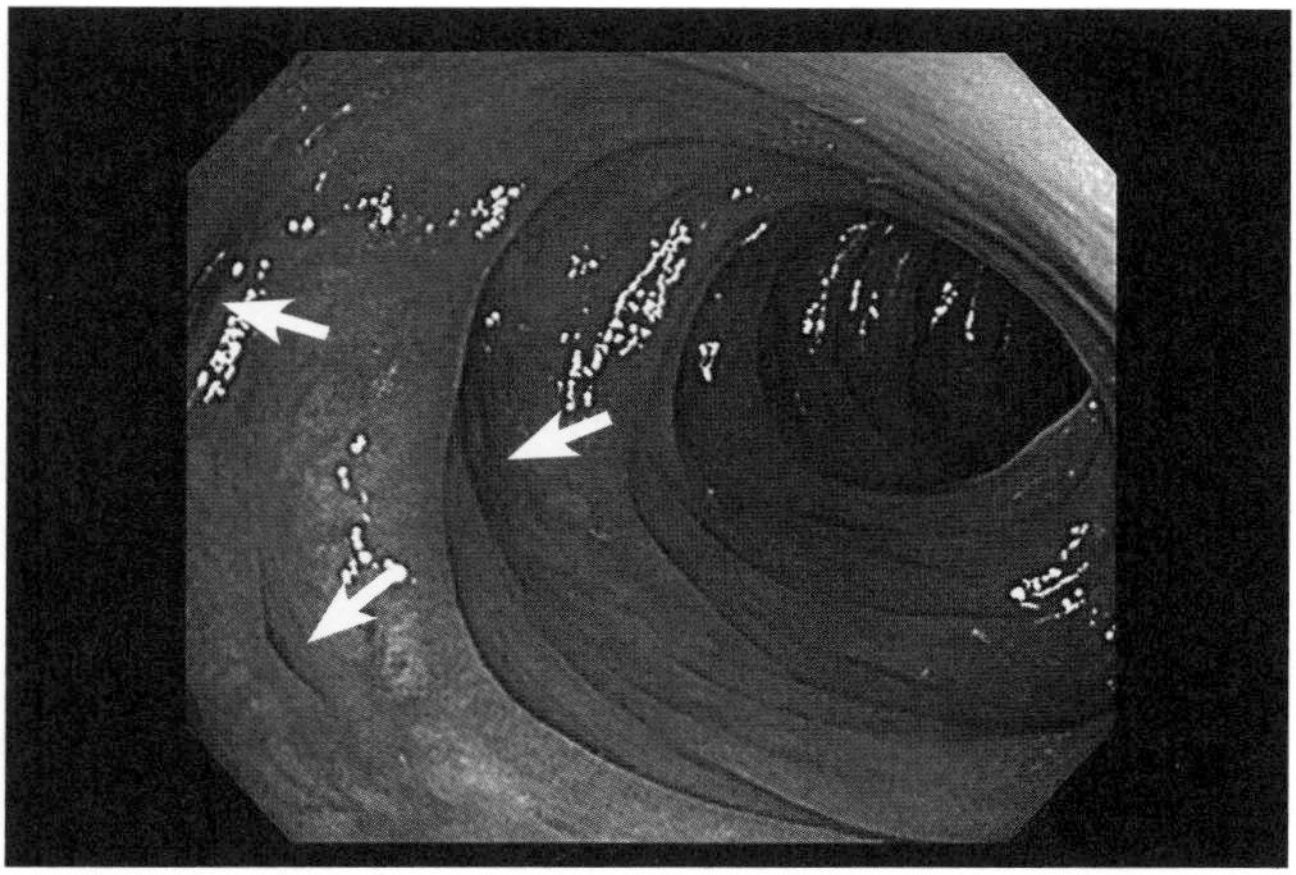

多発憩室を起こした患者の大腸。矢印の部分にできているのが憩室。

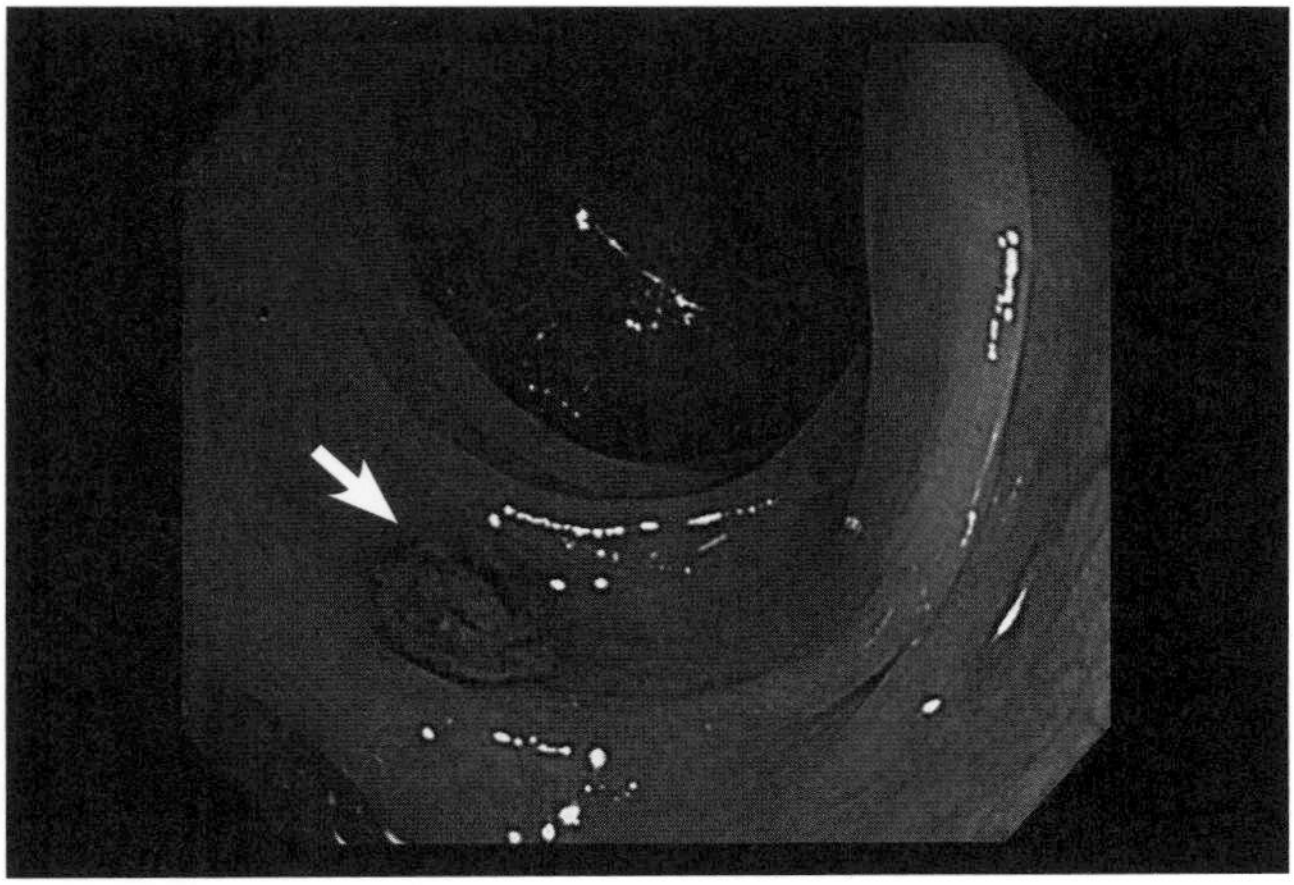

矢印の部分のように憩室によっては便が残存してしまうことも。

40代くらいの若い人にもできていることがあり、年齢に関係なく、**どれだけお腹に負担をかけているか**によって憩室の数が増えるのです。

大腸がんと同じく、日本人にはあまりみられなかった憩室ですが、食生活の欧米化にともなって肉食が増え、脂質の摂取量が増えたかわりに、海藻などに多く含まれる水溶性食物繊維（102ページ参照）の摂取量が減ったことによって、**都市部の中高年者を中心に患者が増加**しています。

憩室ができる場所としては、日本人の場合は盲腸や上行結腸など、大腸の右側（自分から見て）にできることが多く、欧米人の場合は大腸の左側のS状結腸に多い傾向があるとされていましたが、近年は日本でもS状結腸の憩室が増えています。また、大腸だけではなく、十二指腸や小腸にできるケースもあります。

高齢者では、左右両側に憩室ができる症例も見られるようになりました。このように、食生活の変化は腸の状態に大きな影響を与えているのです。10人にひとりが大腸がんの予備群、とされる理由も、おわかりいただけたかと思います。

一度できた憩室は元には戻らない！

憩室ができてしまった人は炎症に注意

毎年、忘年会シーズンになると、消化器内科の外来に増えるのが「**大腸憩室炎**」や「**大腸憩室出血**」の患者さんです。

大腸憩室炎とは、**憩室に細菌感染が起きてしまったもの**です。軽症の場合は無症状だったり、お腹に違和感がある程度ですが、重症化すると激しい頭痛や発熱、吐き気、嘔吐などが起こります。

さきほどのBさんのように、食欲に任せて肉や揚げもの、こってりチーズ料理など、脂質の多いものを食べて、ついついお酒もすすみ……という生活をしている人が、ある日いきなり、大量下血で救急搬送されることは少なくありません。

血便の原因は**もろくなった腸管の粘膜の血管が傷つくこと**です。突然に血便が出るため、Ｂさんのように、患者さんはあわててしまうようです。

憩室炎や憩室出血を起こして救急車で病院に来るのは、たいていは毎日お酒を飲む習慣がある人や、食物繊維の摂取量が少ない人です。高齢の人は、動脈硬化などのために血液をサラサラにする薬を飲んでいることが多いのですが、中高年世代だけでなく、40代の女性の患者さんもいます。

憩室ができること（大腸憩室症）は、それだけであれば悪性の病気ではありません。しかし、**凹みが形成されたときに粘膜に傷ができて、そこから感染を起こしやすくなり、憩室炎や憩室出血につながってしまう**のです。また37ページの写真のように憩室に宿便（長くとどまっている便）が残っていると、炎症が長引いてしまいます。

右側の盲腸や上行結腸の憩室炎は、急性虫垂炎（いわゆる盲腸）と症状が似ているため、鑑別診断（疾患を絞り込むこと）が難しいこともあります。

ですから、以前に、大腸内視鏡検査を受けたときに「大腸に憩室がある」といわれた人は、憩室炎や憩室出血が起きることがありうるので、腹痛や下血の症状で医療機関を受診したときには、医師に大腸憩室があることを申し出るようにしてください。

　どの辺にできているかわかれば、それも伝えると診断に役立ちます。

重症化するとさまざまなリスクが

　軽度の憩室炎や憩室出血の多くは自然に治まりますが、なかには重症化するケースもあります。炎症が広がって腹膜炎を起こしてしまえば、**抗生剤の点滴による治療が必要**だし、出血が止まらない、あるいは出血をくり返すようなケースでは、大腸内視鏡やカテーテルを使った止血処置が必要になります。

　憩室炎を何度もくり返していると、大腸の管が細くなったり、炎症が腹膜にまで及んで癒着《ゆちゃく》（臓器同士がくっついてしまうこと）を起こしたりするために、便やガスが通りにくくなり、便秘やお腹の張りが続いたり、大腸内視鏡検査のときにカメラを挿入することが困難になったりすることさえあります。

　また、大きい憩室の場合、**腸に穴が開いてしまう**こともあり（「穿孔《せんこう》」といいます）、腸の中身が腹腔内に漏れ出して炎症を起こすこともあります。この場合は、緊急手術をして、穴が開いたところを部分的に切除しなければなりません。

悪性の病気ではないのに、大腸がんと同様の手術が必要になるうえ、人工肛門になってしまうケースもあるのです。

いったん憩室ができて腸が変形してしまうと、**残念ながらもとに戻すことはできません**。検査で憩室があることを指摘された人は、出血や炎症を起こさないよう、ライフスタイルを見直す必要があるでしょう。

憩室を防ぎ、悪化させないためには、第4章で解説するような水溶性の食物繊維を多めにとる食生活に切り替えるとともに、大量の飲酒をしないこと、下痢や便秘をしないように便通を整えることが大切です。

第2章

大腸ポリープと大腸がん

むくむとできるポリープにご用心！

良性疾患と侮るなかれ

腸のむくみが招く疾患として、触れておかなければならないのが「**大腸ポリープ**」です。エノキダケの頭のように盛り上がった腫瘍の呼び名で、大腸だけでなく胃や十二指腸、声帯などにもできます。歌手や声優など、声帯を酷使する職業の方が、「声帯ポリープを切除」とニュースになっているのを聞いたことがあるかと思います。

いくつかの種類があり、大腸にできたもののうち、**悪性化したものが大腸がんです。**ポリープは予防も大切ですが、小さいうちに発見することがとても重要です。

まずは、典型的なケースを紹介しましょう。

case3

初の内視鏡検査でポリープを発見

Cさん（62歳・男性、団体職員）

年に一度、勤務先で人間ドックを受けているCさん。

いつも肝機能や中性脂肪などの数値が少し高い程度ですんでいたが、今年は大腸がん検診の一次検診でひっかかり、「要精密検査」という結果が返ってきてあわててしまった。

一次検診の便潜血検査で、2回のうち1回に潜血反応が出たらしい。自分ではなにも自覚症状はなかったので、Cさんは「検査しても、なにもないだろう」と思ったが、たまたま親戚の人が大腸がんで亡くなったばかりだったこともあり、急に心配になって二次検診の大腸内視鏡検査を受けることにした。

はじめて受けた大腸内視鏡検査は、特に苦痛はなかったのだが、Cさんの予想に反してポリープが3個見つかり、そのうち1個は約10ミリと大きかった。その場で内視鏡で切除したポリープは、病理検査にまわされた。

ところが、問題はその後だった。Cさんは翌日から遠方への出張の予定を入れていたのだ。おそるおそる医師にたずねたところ、「重たい荷物を持ち上げたり、走ったりしなければいいでしょう。往復とも飛行機には乗らないでください ね。そして、宴席ではお酒は飲まないこと」と言われてしまった。

予想外の展開になり、翌日からの出張は、飛行機から新幹線に変更。

宴席は遠慮し、なんとか無事に職務をこなした。さらに、2週間後には病理検査の結果も出て、良性のポリープだとわかり、Cさんはようやく安心できたのだった。


大腸ポリープは、大腸の管の内壁に凹みができてしまう憩室とは逆に、粘膜からイボまたはキノコのように、**盛り上がってできるのが特徴**です。

大腸のなかでも、直腸とS状結腸にできることが多いといわれますが、上行結腸や横行結腸にできることも多く、数ミリ程度のものから3センチを超えるほど大きいものまであります。

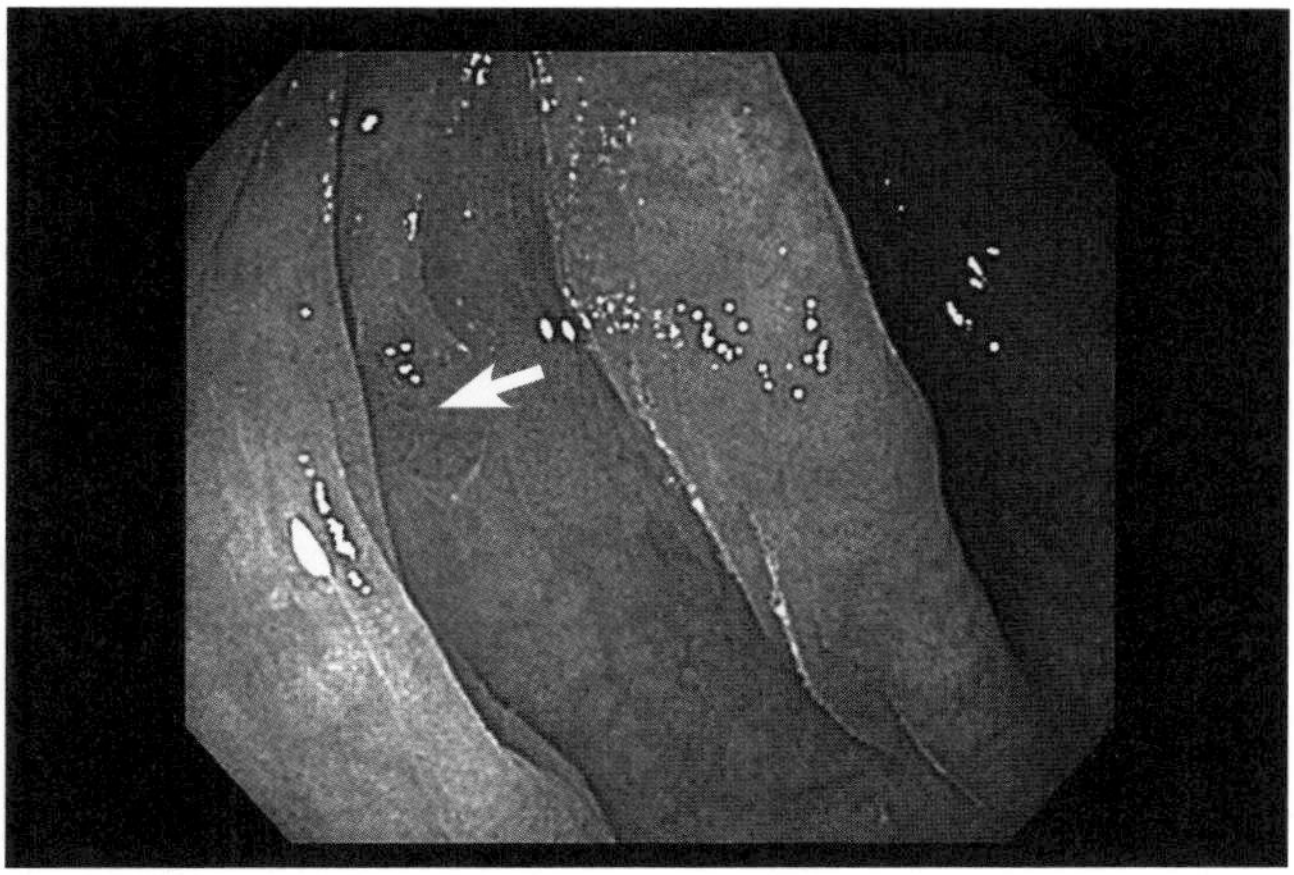

ポリープが見つかった症例。矢印部分のポリープは約４ミリの大きさで、内視鏡の画像からは、良性と判断された。

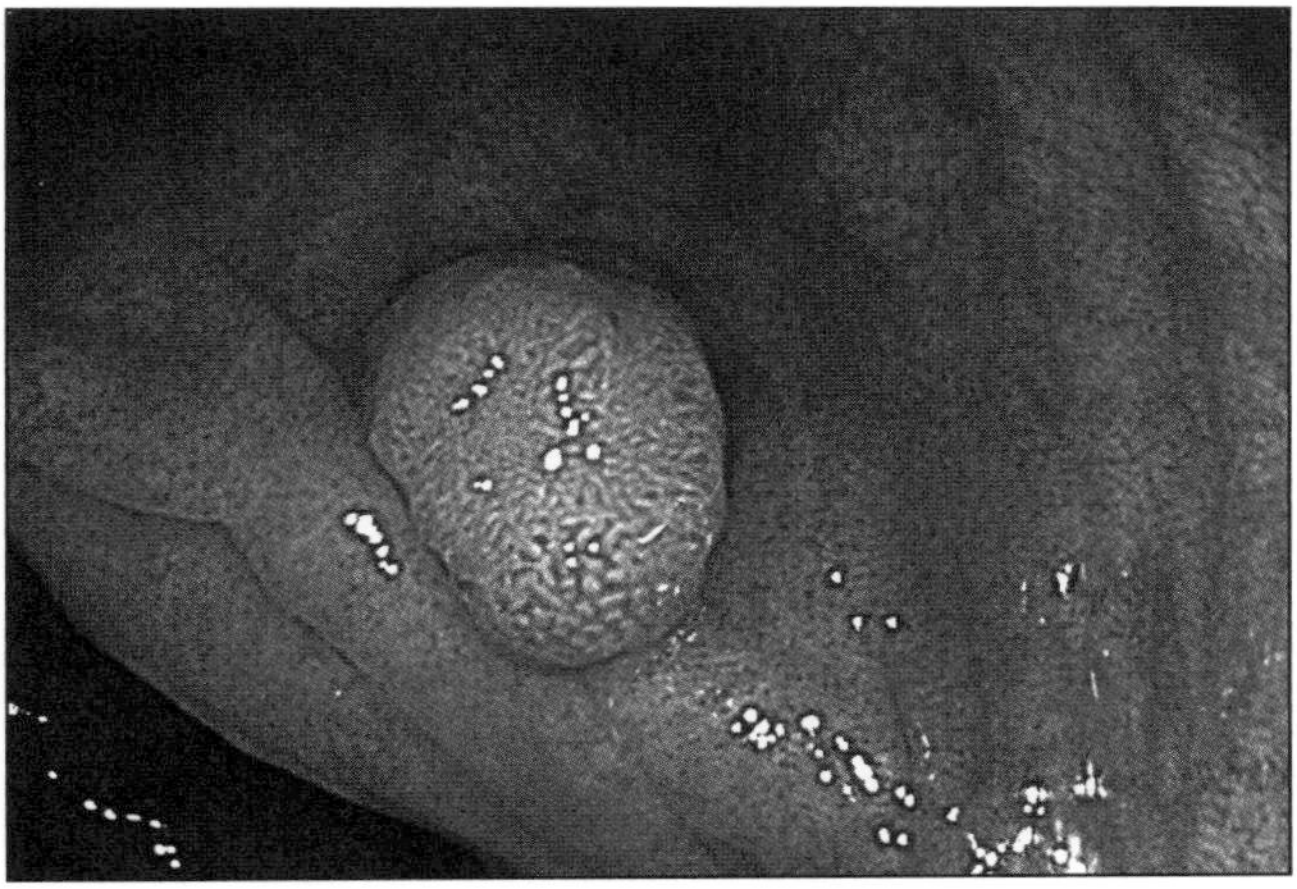

キノコのように茎のある大腸ポリープ。拡大観察することによって、悪性（がん）か良性か９割以上は判断可能。これは良性の腺腫。

ポリープができるメカニズムと対策

大腸ポリープができるメカニズムは、まだ完全には解明されていませんが、肉類や脂肪の多い食事や食物繊維の不足が原因のひとつと考えられています。つまり**腸がむくんでいる人は、ポリープもできやすい**腸内環境だといえます。

また、遺伝的あるいは体質的にポリープができやすい人もいます。

大腸内視鏡検査をした後、患者さんにポリープの存在を知らせると、「ポリープですか？　それなら安心です。がんじゃなくてよかった！」と安心される人がいるのですが、次のページで分類したように、大腸ポリープは「**大腸の粘膜に隆起した組織の総称**」ですから、良性のものもあれば、悪性のものも含まれます。「腫瘍性」、「非腫瘍性」に大きく分けられ、前者のうちの良性腫瘍（腺腫）が、悪性化して大腸がんになると考えられています。

ポリープがどんな種類のものなのか、良性か悪性かについては、**組織を採って調べれ**

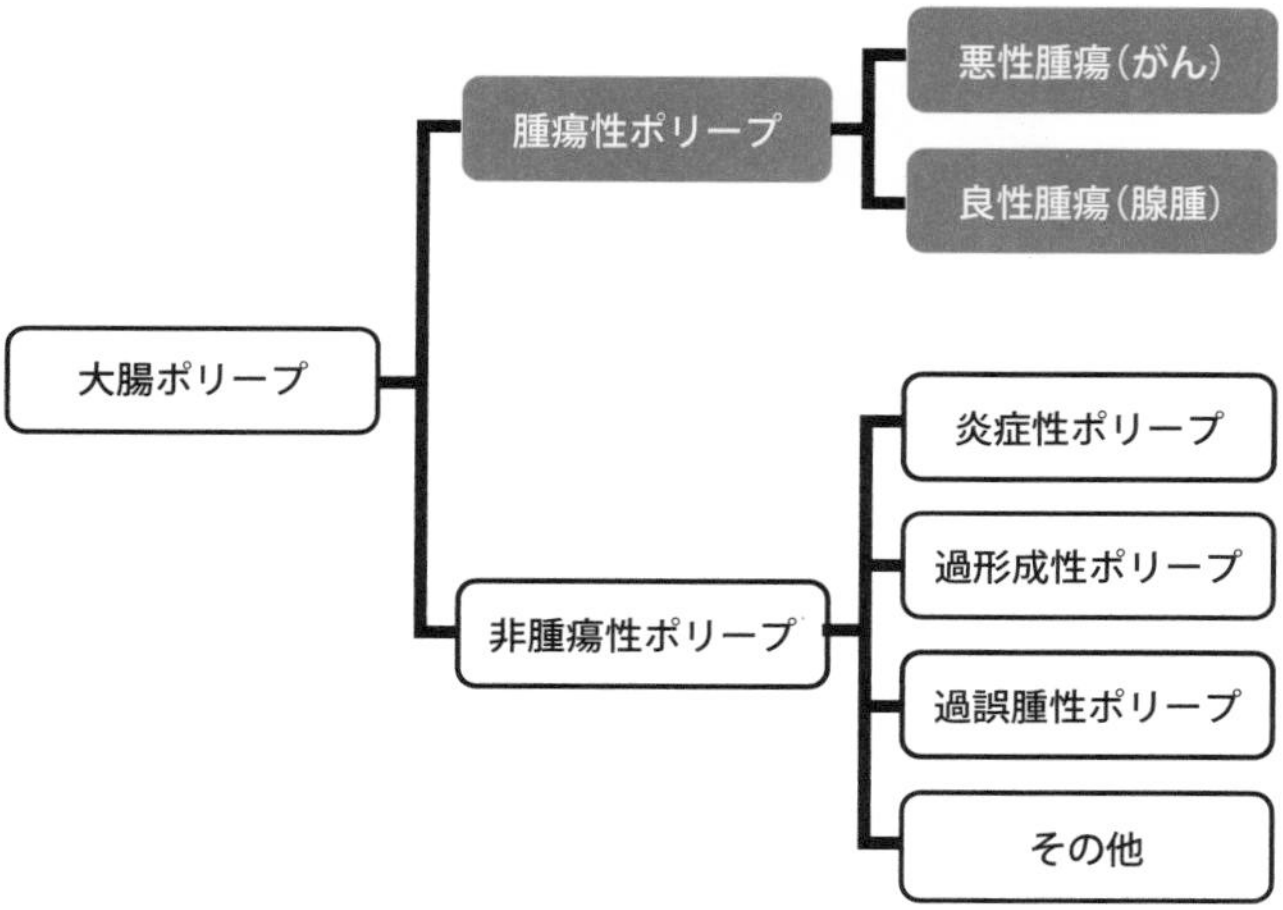

ば診断できます。

もっとも、トレーニングを積んだ医師なら、内視鏡検査中に画像を拡大観察してポリープの表面構造を見れば、9割以上の確率で正確な「見たまま診断」が可能です。

なかには、良性腫瘍（腺腫）の状態を経過せずに、一気にがんができてしまうものもありますが、大事なのは、**ポリープを小さいうちに見つけて取り除いてしまえば、大腸がんを予防できる**ということです。

ただ、大腸ポリープができていても、それだけなら症状が出ないケースがほとんどです。

特に、小さいポリープであれば、**ほぼすべてが無症状**だといってもいいでしょう。

しかし、ポリープが大きくなってきた場合や肛門の近くにできた場合は、血便が出たり、がん化して大きくなると、腸閉塞を起こしたり、ポリープが肛門の外に飛び出すなどの症状が現れます。

小さいうちに見つけるためには、何も症状がなくても定期的に「大腸がん検診」を受けることしかないのです。

50歳を過ぎると大腸がんにかかる確率は右肩上がりに！

まだまだ低い日本人の検診率

次のページのグラフは、２０１５年に大腸がんにかかった人の数の推計値を、年齢階級別に示したものです。45歳を過ぎたあたりから少しずつ増え始め、特に55歳以上男性の罹患者数が急激に増えていることがわかります。

ところが、日本ではこの大腸がん検診をはじめ、**各種がん検診の受診率が意外に低い**ことをご存知でしょうか。

２０１６年の厚生労働省の統計では、国内の大腸がん一次検診の受診率は、約41・4％と、半数以上の人が受診していませんでした。この検診では、一次検診として、Ｃさんのように「便潜血検査」を受けます。

年齢階級別　大腸がんの罹患率（全国推計値）

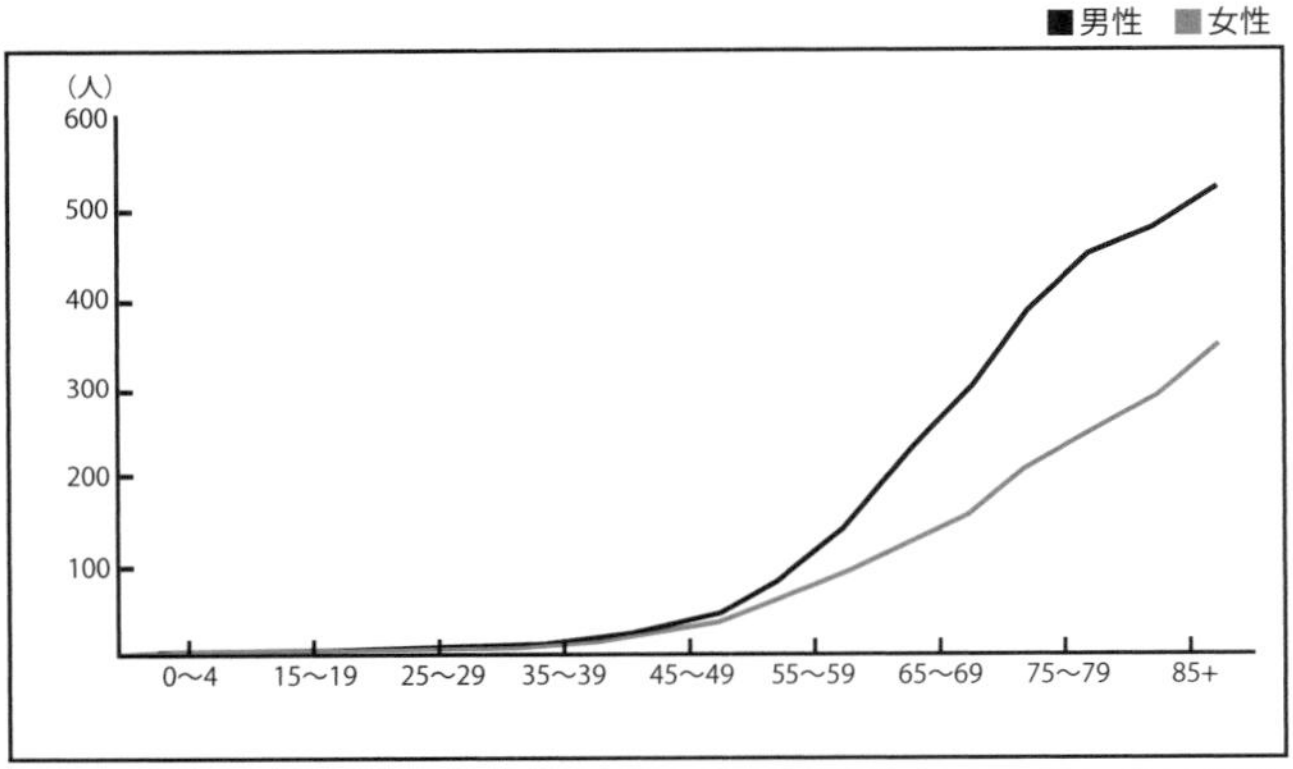

出典：国立がん研究センターがん対策情報センター「がん登録・統計」

大腸にがんができると、便が腸内を通過するときにがんの組織にこすれて出血し、**便に血液が付着する**ことがあります。

そのごくわずかな血液を検知するのが便潜血検査です。40歳以上を対象とした大腸がん検診などで広く実施されており、簡単で早期にがんを発見できる検査方法です。

便潜血検査は、容器を自宅に持ち帰り（あるいは郵送で受け取り）、容器のキャップについている細いスティック（採便棒）で、便の表面をまんべんなくこすり取って容器に戻し、数日以内に提出します。

2日間、別々の日の便を採取して、2つの容器を提出する「**2回法**」がより精度が高くなるため、多く行われています。

この便潜血検査で陽性（出血反応あり）だった場合には、Cさんのように精密検査の対象となり、大腸内視鏡検査を行います。そこでポリープが見つかったとしても、小さいものであれば**検査と同時に切除できる**のです。

先進国でも最低レベル

さらに残念なことに、日本では一次検診だけでなく、便潜血検査で「陽性」だった人の**二次検診（精密検査）の受診率も低い**のです。

たとえば、日本消化器がん検診学会による全国集計報告によれば、２０１５年度の大腸がん検診の精密検査の受診率は約51・１％でした。約半数の人しか、二次検診を受けなかったことになります。

先進国では最低レベルです。

当然、**二次検診を受けなかった人たちは、大腸がんで死亡するリスクが高くなります**。

私の担当する外来や人間ドックの患者さんでも、毎年、便潜血検査で陽性だったのに、

大腸がん死亡者数の日米比較（1990-2018年）

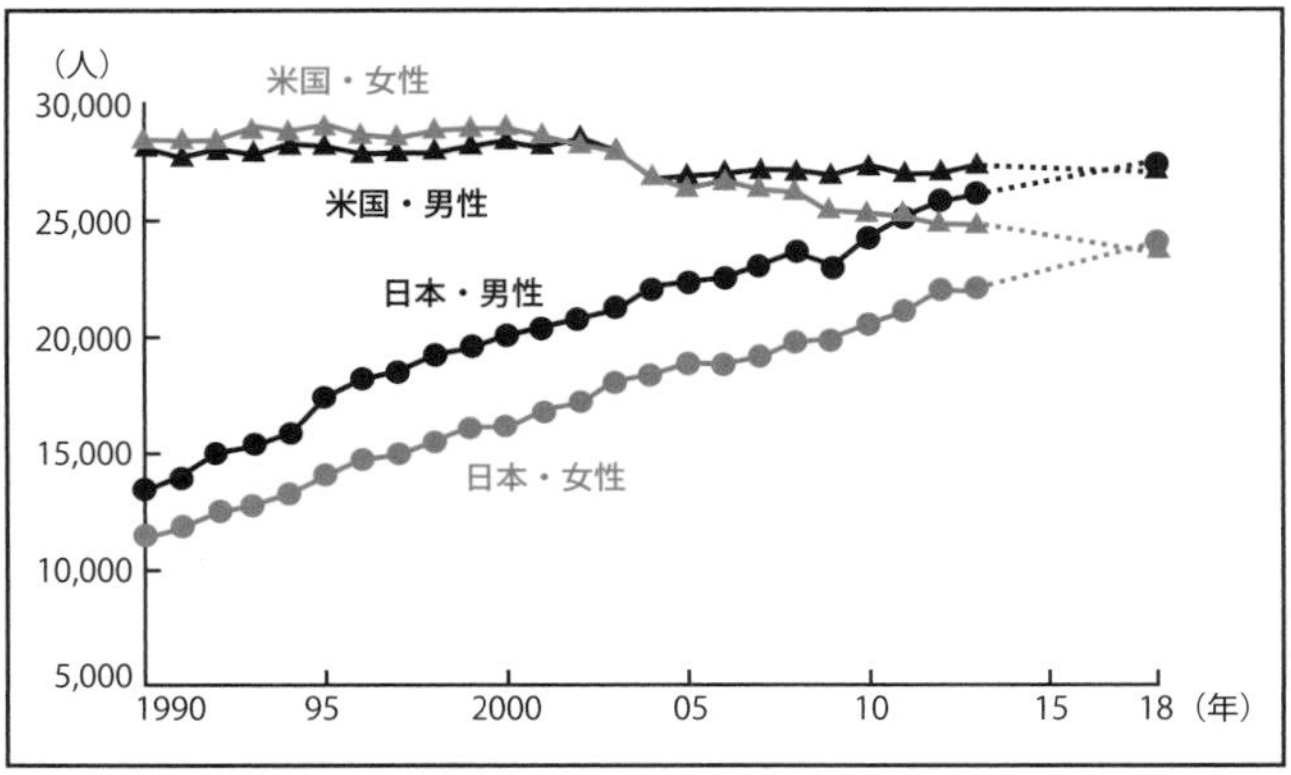

出典：Cancer Mortality Database

「仕事が忙しい」「内視鏡は怖い」「痔のせいだろう」と理由をつけて何年も放置して、症状が症状が現れたときには大腸がんが進行してしまっている例が少なくありません。率直に言って、もったいないと思います。

ちなみに、「食の欧米化」の本場といえるアメリカでは、日本よりも検診率が高く、しかも便潜血検査で陽性だった人は、いやおうなく内視鏡検査を受けなければならないシステムになっています。

従って、**アメリカの大腸がんによる死亡率は、着実に減っている**ことも事実です。

もっとも、一次検診の便潜血検査の精度（大腸がんを確実に見つける確率）も、1

00%ではありません。特に、直腸から遠い右側の上行結腸のがんの場合、一次検診で陰性になることも少なくありません。

ですから、40歳を過ぎたら、第4章で紹介するような、腸がむくまないような生活を心がけつつ、たとえ自覚症状がなくても、便潜血検査だけではなく、一度は腸のなかを直接診察する大腸内視鏡検査を受けることが望ましいのです。

内視鏡検査でポリープが見つかったら

検査の最中に切除できてしまうことも

さて、**便に混じった血液の原因を確定させるため**に、冒頭のCさんも大腸内視鏡検査を受けました。

実際にこの検査を受けるときのスケジュールや、安心して検査の当日を迎えるためのポイントなどは、第3章で改めて解説します。

ここでは**内視鏡検査中にポリープが見つかった場合に、医師ができること**についてまとめておきます。

トレーニングを積んだ医師であれば、内視鏡でポリープの数や形、大きさ、色調などを観察し、がんの疑いが強い、あるいは近い将来がんになる危険性が高い「**悪い顔つ**

き」のポリープを見つけることができます。

内視鏡で大腸の粘膜を観察しているとわかるのですが、ポリープができるときには、ポリープを育てる血管が増えてきます。そして、その**血管を介して栄養分を吸いとることによって大きくなる**のです。

腸の粘膜には、27ページの写真のように無数のヒダがあるため、ヒダの裏側にできたポリープは見落としやすいのですが、そこは医師の経験と診断技術の見せどころです。見落としのないように慎重にカメラを進めます。

悪い顔つきのポリープは、**小さいものであれば内視鏡検査の最中に切除する**ことができます。内視鏡の先端には、治療のための〝武器〟も備えてあり、次ページの図のように、ワイヤーをポリープの先端に掛けて締め付けてから切除したり、粘膜に生理食塩水を注入してから切除したり、ポリープの形状や位置に合わせて取り残しのないように治療を行います。

そして、切除したポリープは病理検査にまわし、病理医が顕微鏡で調べて良性か悪性かを診断します。

ポリープ切除術の一例

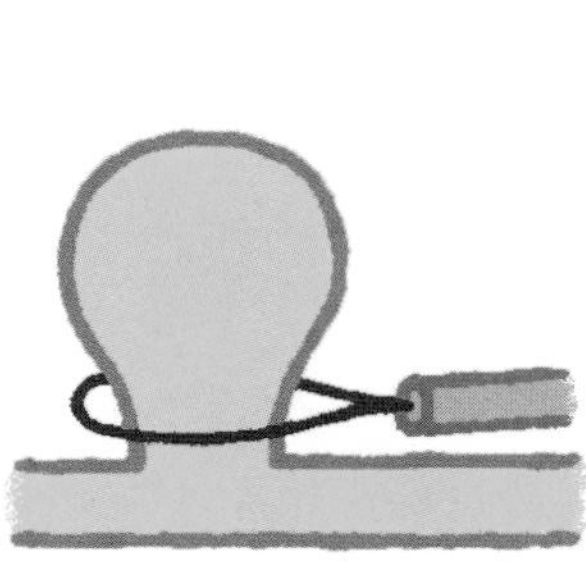

内視鏡の先端から、高周波スネアというワイヤーを出して、ポリープの根もとに引っかけて締めつける。

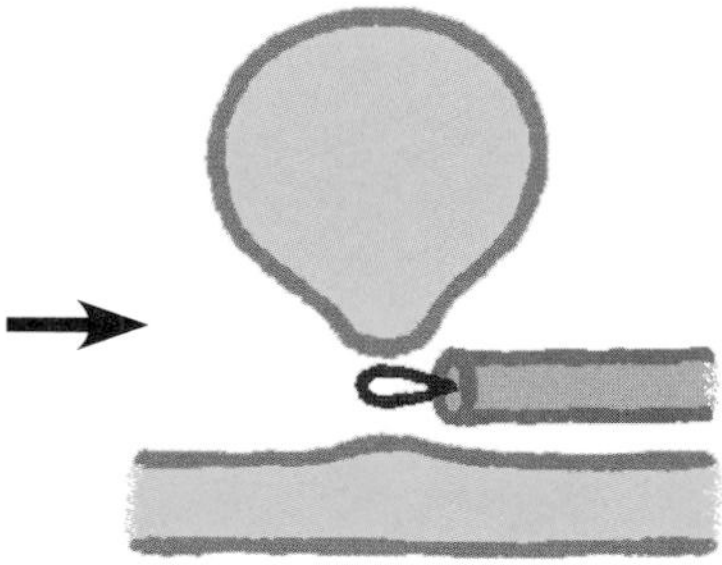

スネアを締めるか焼き切って切除します。切除したポリープは、内視鏡で回収して病理検査を行う。痛みはなく、出血も少ない。

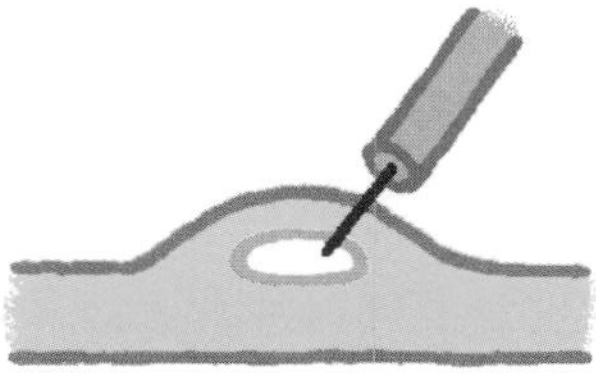

平らなものや凹んだものは、このように生理食塩水を注入し隆起させる。

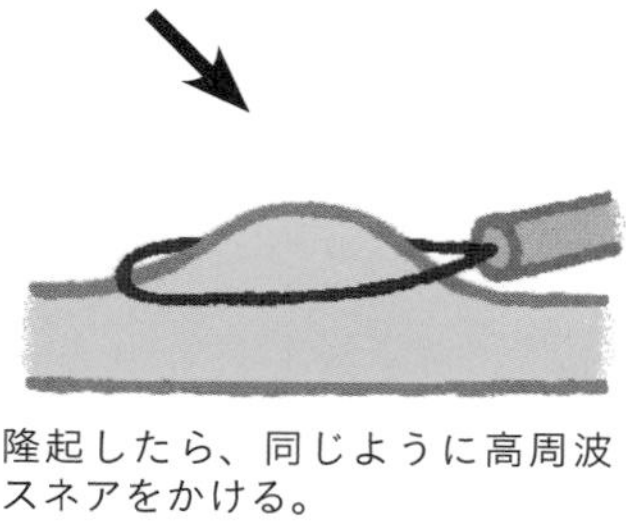

隆起したら、同じように高周波スネアをかける。

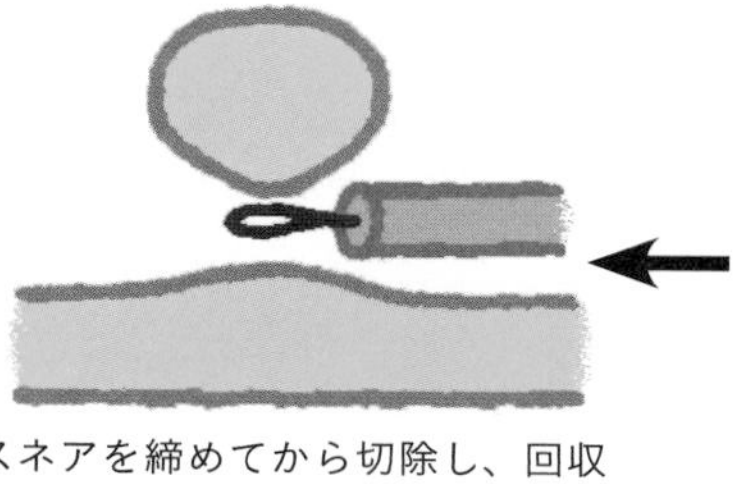

スネアを締めてから切除し、回収する。

旅行や出張の予定は入れてはいけない

自覚症状がなかったものの、人間ドックの大腸がん検診で引っかかり、二次検診の内視鏡検査で3個のポリープが見つかったCさん。見つかったその後が大変でした。

ポリープは検査中に切除することができる大きさでしたが、Cさんにとっては〝想定外〟の事態でした。

内視鏡検査の予約をしたときに、看護師からいろいろな説明を聞かされたのですが、「**自分は大丈夫。何も見つからないだろう**」という根拠のない自信から空返事を繰り返すばかりで、「**ポリープを切除した場合、1週間は旅行や運動などを控えること**」などの注意事項が書かれた紙もよく読んでおらず、直後に出張の予定を入れてしまっていたのです。

外科で腹腔鏡《ふくくうきょう》手術や開腹手術を受ける場合とは異なり、内視鏡でのポリープ切除は痛みもなく、体の外からでは傷も見えません。

そのため、つい安易に考えてしまう患者さんも少なくないのですが、ポリープとはいえ血管のある腫瘍を切除したのですから、術後に出血するリスクもあります。**日帰りで簡単な手術を受けたと考え、安静にするべき**なのです。

ポリープを切除した場合の注意事項は、医療機関によって多少の違いはありますが、おおむね次のようなものです。

- **日常生活やデスクワーク程度の仕事なら、当日から可能**

※ただし、重たいものを持つなど腹圧のかかる作業はしないこと

- **激しい運動（ゴルフも含む）は、１週間程度行わないこと**
- **長時間の車の運転や飛行機での旅行は、治療後１週間程度は控えること**

※飛行機は気圧の変化を受けるため

- **当日はシャワー程度。入浴は翌日からＯＫだが、長風呂は控えること**
- **当日は消化のよいものから食事を再開する、刺激物は避けること**
- **アルコールは、切除後３日〜１週間は禁止**
- **血液をサラサラにする薬の服用は、医師の指示により再開する**

内視鏡での大腸ポリープの切除は、安全に配慮して行いますが、ごくまれに、ポリープの大きさや形、できていた位置、切除方法などによって、出血や穿孔（腸壁に穴が開いてしまう）などの合併症が起きることもありえます。万が一、トラブルが生じた場合にも、**迅速に受診して治療が受けられるような体制**をとっておいてほしいのです。

ちなみに、人間ドックのオプション検査などで大腸内視鏡検査を行った場合、診断だけで、その場でのポリープの切除は行わないこともあります。

内視鏡検査以外の検査

ここまで見てきたように、大腸がん検診の二次検診は、内視鏡検査が一般的です。ただし、以前にお腹の手術を受けていて腸に強い癒着がある場合や、がんなどの病気にかかっていて、下剤を服用すると腹痛や腸閉塞が起こる危険性がある場合など、**内視鏡検査を行うのが困難なケース**もあります。

それらの理由で大腸内視鏡検査を行うことができないときは、大腸ＣＴ検査や、注腸Ｘ線検査、また最近ではＭＲＩ検査が選択されることもあります。

痔だと思っていたら…大腸がん！

取り返しがつかない自己診断

さて、大腸がんの二次検診では大腸内視鏡やCT検査、X線検査といった画像検査と並行して、血液検査も実施します。

一般的な健康診断では測定しないような「CEA」「CA19－9」など、がんがあるときに産生される特殊な物質に反応する「**腫瘍マーカー**」の数値を調べるためです。

こうして、内視鏡検査などで撮影した画像と、組織を採った場合はその病理検査結果、さらに血液検査の結果をすべて踏まえて、診断を確定させます。

統計上、一次検診の便潜血検査で陽性だった場合には、**二次検診によって1割ほどの人に大腸がんが見つかります。**

なかには、自分が大腸がんではなく別の病気だと思い込んでいたケースもあります。筆者の患者であるDさんのケースと一緒に解説しましょう。

case4

痔だと思っていたら…

Dさん(69歳・女性、主婦)

Dさんは若い頃から便秘気味で、排便の時に強くいきむと、トイレットペーパーに少量の血がついたりすることがよくあった。

近くの内科に行って相談したところ、診察した医師は「痔による出血だろう」と診断し、座薬が処方された。

Dさんも「自分は痔だから自分で治せる」と思い込み、その後に受診するようになった消化器内科医から大腸内視鏡検査を何度もすすめられるが、拒否。「内視鏡検査はとても苦しい検査だ」という先入観もあり、受ける勇気がないまま数年経過した……。

しかし、頻繁に血便が出るようになり、痔の悪化が心配になって再び受診。

医師の再度の説得によってDさんも心を決め、大腸内視鏡検査を受けることにした。

検査は思いのほか痛みもなく、「こんなに楽な検査だったら、もっと早くければよかった……」と後悔したのだが、少し遅すぎた。

肛門の裏に3〜4ミリの腫瘍が見つかり、病理検査で初期の大腸がんだということがわかった。さらに、直腸にも複数のポリープが見つかった。


Dさんの件は、ほんの一例です。

医師から痔だと診断されて、そうだと思い込んでいたところ、**大腸がんが見つかったり、その一歩手前だった**という症例は少なくありません。仮に痔があったとしても、ポリープもできていて、それがかん化することもあるからです。

痔の治療薬は広く市販されているので、何十年も診察を受けないまま自己治療を続けていたために、**大腸がんが大きくなって脱肛してしまったり、がんを手術で取ると同時に人工肛門になってしまった患者さん**も見てきました。

もちろん、本当に痔による出血だったというケースもあります。

定期的に診察を受け、きちんと検査をしたうえで、痔だという診断が確定しているなら、自分で気をつけられることはいろいろあります。痔は血流が滞《とどこお》ることによって悪化するため、**冷やさないこと、お酒を飲みすぎないこと、ずっと座りっぱなしの生活を避けること**などに気をつけて、悪化しないようにコントロールします。

思っていたより楽な検査

Dさんは、別の病院で大腸内視鏡検査を受けた友人から、「内視鏡検査は痛いし、苦しいし、とにかくあの大量のマズい水（後ほど解説します）を飲んでトイレに通うのが苦痛なのよ！」とさんざん聞かされていたため、診断が遅れてしまった例です。

胃カメラも未経験だったDさんでしたが、はじめて大腸内視鏡検査を受けてみたら、

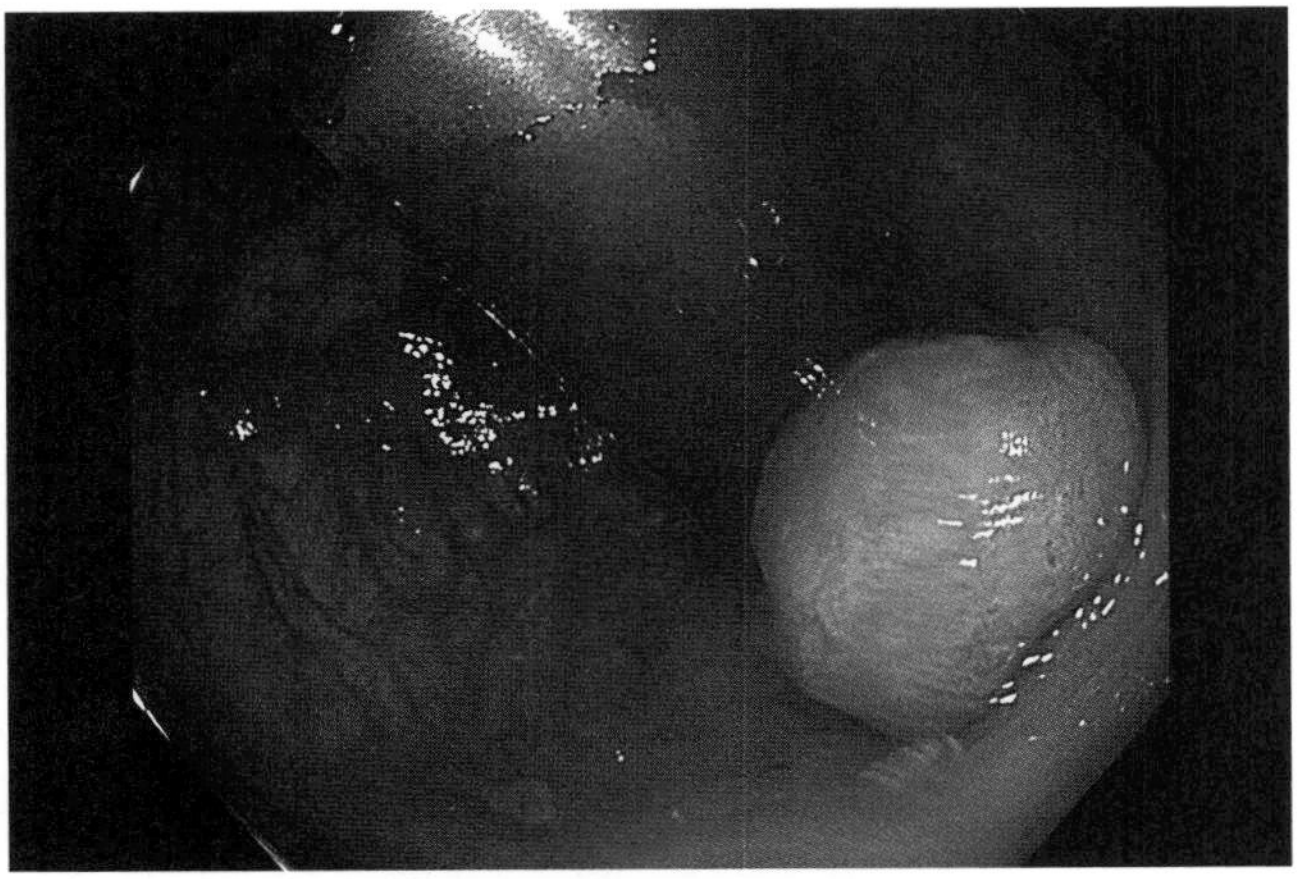

本人は痔だと思っていたが、内視鏡検査で見つかったのは肛門の縁にできた約10ミリのがん。このまま進行すれば手術が必要になる。

思っていたよりスムーズだったようで、驚いていました。

Dさんも、腸のむくみからポリープができた段階で検査を受けていれば、**がんに進行する前に発見できた**でしょう。

たとえがんであっても、早期に見つけて、その場で取ってしまえば、**完全治癒させることが可能**です。腫瘍が大きくなれば、大きな手術や抗がん剤などの治療が必要になるうえ、治癒率も下がります。

いまだに「内視鏡は怖い」といって逃げている人が多いのですが、検査を受けないまま、知らないうちに悪化することのほうが、よっぽど怖ろしいのです。

第3章

内視鏡検査は怖くない！

大腸内視鏡検査を気軽に受けられる時代

検査に欠かせない準備

本章は、「**そこまで言うなら、大腸内視鏡検査を受けてみようかな……？**」と思い始めた読者の皆さんのために、検査の予約から検査当日の過ごし方、そして検査が終わってからの注意事項まで、大腸内視鏡検査に関する不安をできる限り解消するためのガイドとしました。ぜひ参考にしてください。

はじめて見る人もいると思いますが、この本に掲載している腸の様子を示した写真は、すべて内視鏡カメラで撮影したものです。

大腸内視鏡検査では、**腸管の粘膜の状態をその場で鮮明に観察することができる**と同時に、小さなポリープの切除や詳しい病理検査にまわす組織の採取（生検）を行うことができるのです。X線検査やCT検査とは違って、内視鏡で直接、観察できることが大きなメリットです。

ポリープや憩室ができている位置や大きさはもちろん、**表面の隆起や凹み、粘膜の色調、毛細血管の状態なども詳しくわかります。**さらに、診断しにくい凹凸のない病巣については、染色液をかけて探す方法もあります（色素内視鏡検査）。

しかし、「上部内視鏡検査」（いわゆる胃カメラ）も、「下部内視鏡検査（大腸内視鏡検査）」も、いきなりはじめての病院に出かけていって、「はい、それでは今からやりましょう」というわけにはいきません。

その理由は、内視鏡検査をするためには、検査室や検査機器（内視鏡）、検査を行うためのトレーニングを受けた医師の手配はもちろん、検査を受ける患者さんの側にも検査前の準備が必要だからです。

特に、大腸内視鏡検査の場合は、大腸の内部をカメラが進んでいくわけですから、**腸の中に溜まっている便を出し切って、腸を空の状態にしてから**でないと、検査を受けることができません。腸の中には**通常で約1日分、便秘の人の場合は2～3日分の便が溜まっている**ので、それをきれいに出すのは時間がかかります。

検査の始まる数時間前から「**腸管洗浄剤**」という液体を飲み始めて排便をくりかえし、腸の残留物を洗い流します。

ある程度、体に負担のかかるプロセスですから、事前に医師の診察を受ける、あるいは人間ドックなどの場合は問診票に記入して提出するなどして、持病の有無やふだん飲んでいる薬について知らせておかなければいけません。

そして、検査日時の予約をするときには、**前後のスケジュールを調整しておく**ことも必要です。前日に宴席の予定を入れたり、翌日に旅行や出張、ゴルフの予定を入れたりすることは避けてください。

ここからは、第2章で紹介した、団体職員のCさんに登場してもらって、はじめて大腸内視鏡検査を受けたときの様子をルポ形式でたどっていきましょう。

Cさんの大腸内視鏡検査体験

生まれてはじめて受ける検査の前日で、ちょっと緊張気味のCさん。

まず、夕食はいつもより早めの6時から。検査の注意書きには、「**消化の良いものを少なめに食べる**」と書いてあったので、具材の少ないうどんにしました。

そして、前日の夕食後に飲むように指示された下剤を服用（前日に下剤を飲まない場合もあります）。寝酒も控え、早めに就寝します。

翌朝。いよいよ検査当日です。

もちろん、朝ごはんやジュース、コーヒーなどの飲み物は禁止ですが、水やお茶などは飲んでもよいという指示でした。

毎朝、薬を服用している人は、当日でも飲む必要がある薬もあるため、検査の予約をするときに医師に相談し、指示通りに服用してください。

Cさん、職場の上司に話して今日は休みを取ったので、ラフな服装で病院に向かいます。実は、これも快適に検査を受けるポイントのひとつ。何度もトイレに通うことになるので、ズボンのベルトやボタンが複雑だと、思わぬストレスになるかもしれないからです。

検査前の準備である「前処置」には時間がかかるので、指定された時間に遅れないように向かいます。

なかには、前夜の下剤が効いてきて、病院に向かう途中に便意をもよおし、何度も駅のトイレに寄らなければならなかった、という人も。少し早めに家を出ることをおすすめします。

病院に着いたCさん。午前中は腸をきれいにするための前処置の時間です。

案内された前処置室には、すでに早い時間の予約の人が来ており、各自でコップに移した液体を飲んでいます。

大腸のなかをきれいにする下剤である「腸管洗浄剤」を、30分おきくらいに何回かに分けて、合計1・5リットル飲むように指示されました。

この液体は特殊な成分でできていて、体内には吸収されず、**腸を洗い流しながら排泄されるように**なっています。透明な液体だけが排泄されるようになれば、大腸の洗浄が完了です。平均4〜5回はトイレに行くことになります。

ただ、腸に癒着がある、腸管が極端に狭くなるような病気があるような場合は、腸閉塞を起こす可能性があるため、液体の腸管洗浄剤を飲むことができません。その場合には、同じ効果のある錠剤を15分おきに計10回服用して、排便を促します。

しかし、人工透析など腎臓に重い病気がある人や、65歳以上で高血圧症と診断されている人は、この薬を使用することができません。急性腎不全などの副作用が出ることがあるためです。

Cさん、10時ちょうどに1杯目をスタートです。

腸管洗浄剤の袋には分量を示す目盛りが付いており、何分おきにどのくらい飲むかが決まっています。コップに移しておそるおそる飲んでみますが、案外、ジュースのような口あたりでどんどん飲めてしまいました。

大腸内視鏡検査　検査前シート（見本）

大腸内視鏡検査を受けられる方へ ＿＿＿＿＿＿＿＿＿＿＿＿ 様

＜腸管洗浄剤の飲み方＞

飲み始め	:	:	:	:	:	:	:	排便確認
	腸管洗浄剤 500ml	水・お茶 250ml	腸管洗浄剤 500ml	水・お茶 250ml	腸管洗浄剤 500ml	水・お茶 250ml	休憩	
	30分	15分	30分	15分	30分	15分	30分	

＜追加の方＞

:	:
腸管洗浄剤 500ml	水・お茶 250ml
30分	15分

○飲み始めて気分が悪くなった方は服用を中断しスタッフにお知らせください。
○喉が乾いたときは適宜、水・お茶を飲んでもかまいません。
○ときどき、歩くなど少し身体を動かしていただくと排便がうながされます。
○検査は13:30から順次開始いたします。呼ばれるまで席でお待ちください。

＜排便チェックシート＞ 排便があったら以下の表に記入をお願いします。
○排便があった時刻
○便の状況（写真を参考に番号を記入してください）

回数	1回	2回	3回	4回	5回	6回	7回	8回	9回	10回
時刻	:	:	:	:	:	:	:	:	:	:
便の状態										

腸管洗浄剤は、この10年ほどで味も改良されて飲みやすくなり、少ない分量で済むようになりました。

大腸内視鏡検査を敬遠する人のなかには、検査そのものよりも、「あのマズい水を大量に飲まなければならないことがイヤ」という人もいるようですが、昔とは事情が変わっていますから、**先入観にとらわれずに検査を受けてほしい**と思います。

前処置の間は、専用のシートに「飲んだ時間と量」「トイレに行った時間」「排便の状態」を記入するようになっています。右ページに示したようなものです。

20分ほど経って便意を感じたCさんは、トイレに向かいました。同日に検査を受ける人が何人かいるはずなので、トイレの個室がふさがっている場合もあります。**あらかじめ、別の場所のトイレの位置も確認しておく**と良いでしょう。

簡単なレントゲン検査や血液検査などと違って、大腸内視鏡検査はひとりずつの検査に時間がかかります。前処置の時間も含めて、待ち時間が数時間になることを考えて、本や新聞、簡単な仕事などを持参するといいでしょう。

検査までの流れ

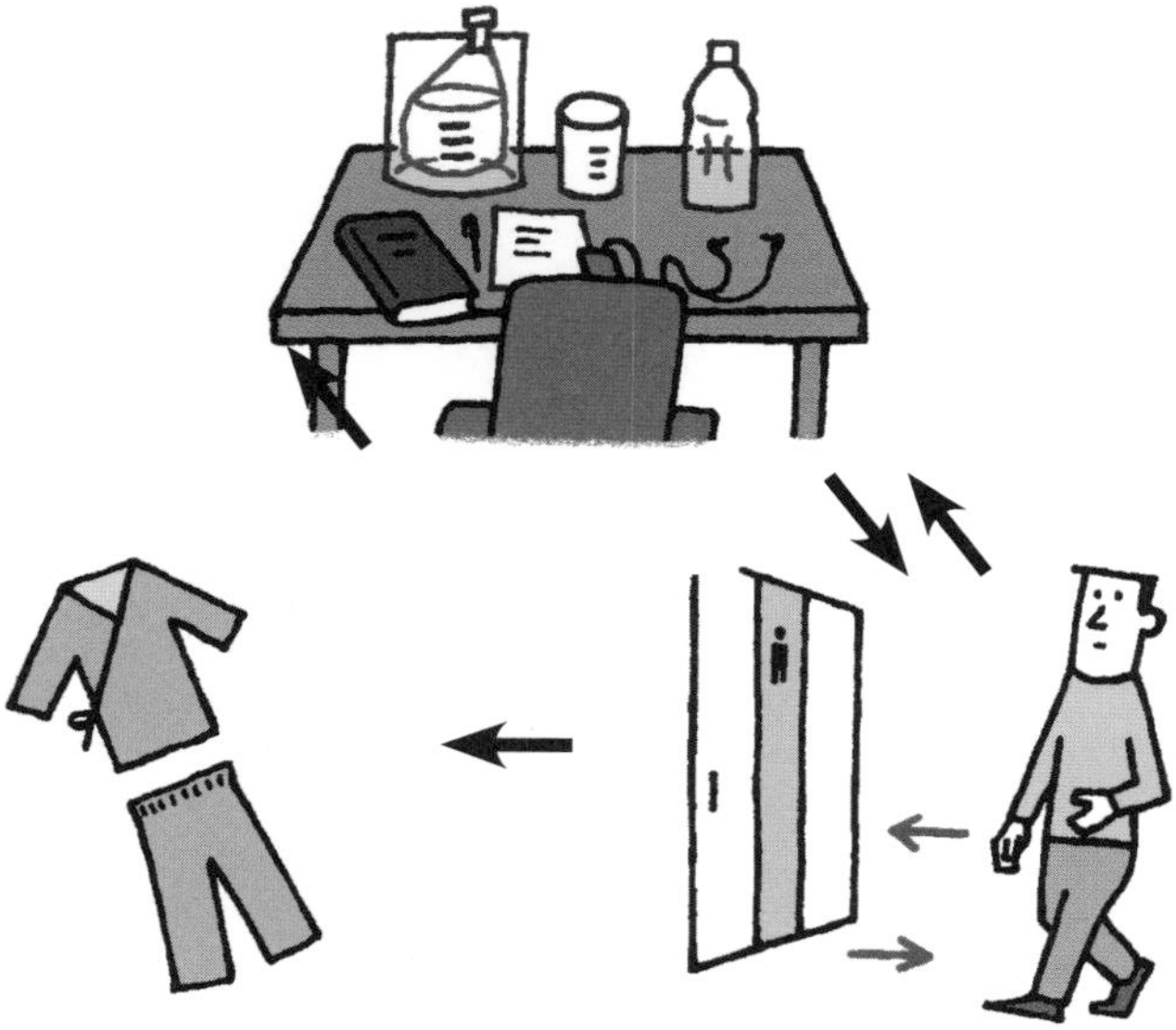

検査のための「前処置」には時間がかかる。

指示された通りに「腸管洗浄剤」を飲み、トイレに通う作業が続く。飲んだ時間と飲んだ量、トイレに行った時間と排便の状態を記録する。

「腸管洗浄剤」以外に水分を摂ることも忘れないようにする。

本を読んだり、ゲームをしたりすることもできるが、少し歩きまわるなどしたほうが、排便がうながされる。

完全に腸のなかがきれいになったことが確認できたら、検査着に着替えるよう指示される。

Cさんも、持ってきた文庫本を読んだり、携帯ゲームをしたりしながら、時間通りに腸管洗浄剤を飲んではトイレまで往復しました。

3回目の排便の頃から、水のような便が出るようになり、5回目にはわずかに便のカスが混じる程度になりました。

「腸管洗浄剤」の飲み方や分量については、各施設によって多少の違いがありますが、共通する注意事項としては、この液体とは別に、**水やお茶などの水分を同量程度飲んでほしい**ということです。

「腸管洗浄剤を大量に飲まされて、もうお腹がタップタプなのに、それ以上飲むなんて無理……」と思うかもしれませんが、腸管洗浄剤は体内に吸収されずに流れ出てしまいます。**水分を摂らないと脱水気味になり、血液がドロドロになってしまう危険がある**のです。

いよいよ検査本番！

Cさんは12時過ぎに腸管洗浄剤を1・5リットル飲み終わり、完全に透明な液体だけが出るようになったので、看護師さんに申告すると、しばらく経って検査着に着替えるように指示されました。

ちなみに、**前処置にかかる時間には個人差があります**。

以前にお腹の手術を経験している人などは、腸が完全にきれいになるまでに時間がかかることが多いのです。追加で腸管洗浄剤を飲むように指示されたり、自分よりも後から到着した人が先に検査に呼ばれたりすることもありますが、イライラしないようにしましょう。

検査着は上下に分かれていて、ズボンには後ろのお尻側にスリット（穴）があります。ここから内視鏡を入れるので、下着をつけずに直接このズボンを履きます。

お尻を露出するわけではないので、恥ずかしくありません。

さて、「Cさん、どうぞお入りください」と呼ばれて、検査室に入ります。名前を確認され、指示通りにベッドに横になり、腸の緊張を和らげる薬が注射されます。横向きの姿勢になると、ほどなく医師が肛門から内視鏡を挿入するのがわかりました。Cさんもさすがに緊張して、からだを硬くしていると、医師からアドバイスが。

「**力を抜いて楽にした方がスムーズに行きますよ**」

そして、Cさんも一緒にモニター画面に映る自分の腸のなかを見ながら、検査が進んでいきます。

スリムな体型の人やお腹の手術歴のある人は、内視鏡を挿入していくときに強い痛みを感じることがあります。そのような場合は、痛みを軽減するために鎮静剤を注射して、軽く眠ったような状態で検査を行うこともあります。以前、ほかの医療機関で大腸内視鏡検査を受けたときにつらかったと感じた人、内視鏡に対して恐怖心がある人は、検査の予約をする際に医師に相談するといいでしょう。

Cさんが「**案外と楽なんだな……**」と考えているうちに検査は終わりました。

内視鏡検査は、血液検査等と違って医師自身がその目で見ながら診断する検査なので、「安全に検査をして、どれだけ見落としをしないか」が最優先です。近年は内視鏡カメラもハイビジョンになり、見える範囲も広がって、さらに見落としを防げるようになりました。

それと同時に、受ける人ができるだけつらさを感じない検査をするよう、医師側も努力しています。ただし、（これについては施術者の腕にもよるのですが）検査を受ける側の**腸の状態によっては、どうしても痛みをともなう場合がある**ことは、付け加えておきます。

Cさんの大腸には小さいポリープが3個見つかり、その場で内視鏡を使って切除して病理検査にまわすことになりました。

検査が終わったら、休憩用の椅子に移ってしばらく休みます。鎮静剤を使用した場合は、1時間ほど休む必要があります。そして、ふらつきがなくなり、異常がないことが確認できたら、起き上がって身支度をします。

内視鏡検査の様子

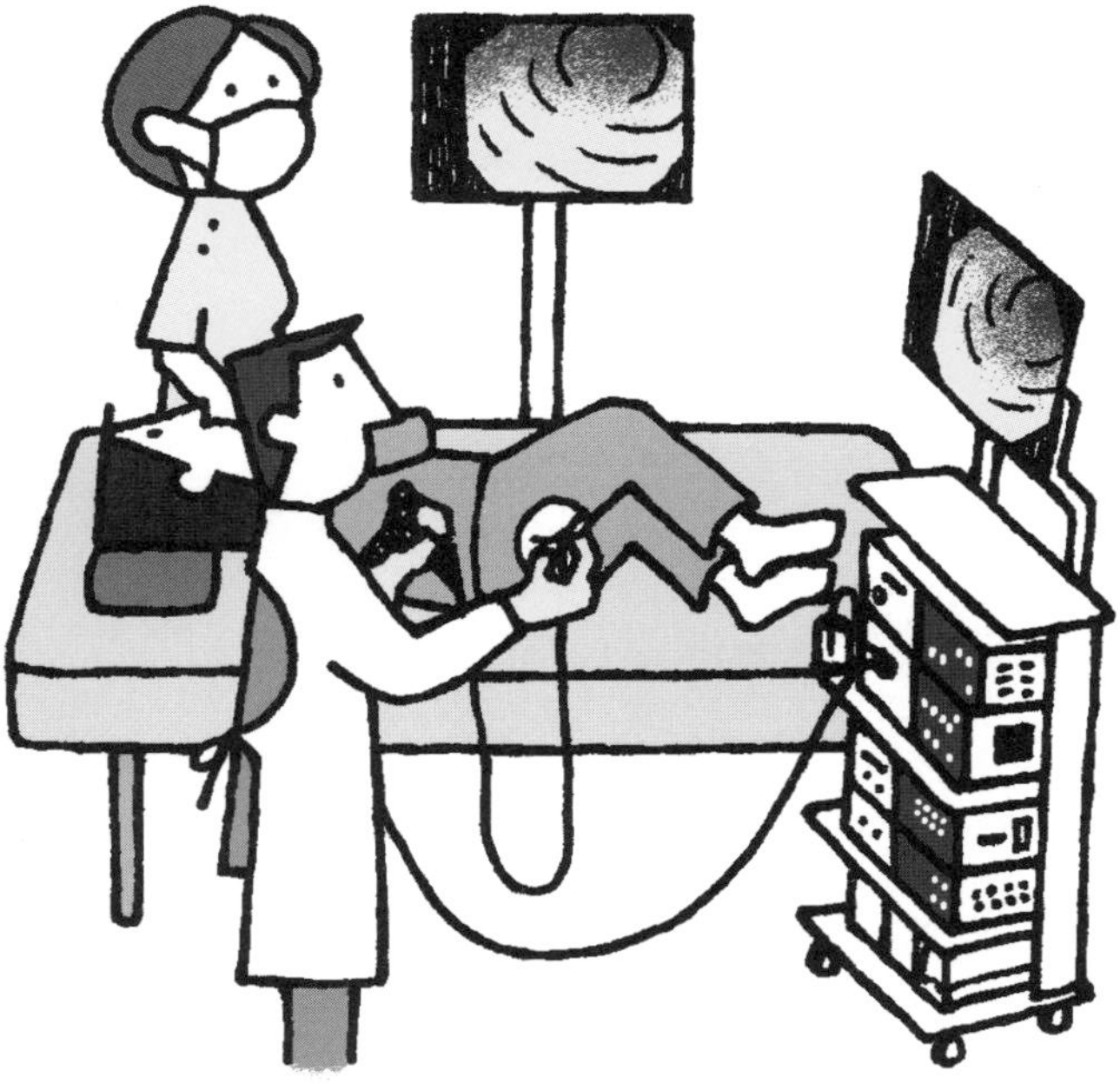

最初はあお向けになり、検査中は左を下にして横向きに寝る。

緊張するが、力を抜いて楽にしていたほうが苦痛を感じにくい。

内視鏡が入りやすいように、医師や看護師から脚を組んだりするように指示されることもある。

検査中、モニタ画面で腸のなかのようすを一緒に見ることができる場合もある。

鎮静剤を注射した場合は、検査中は軽く眠っているような状態になる。

検査に使用される内視鏡

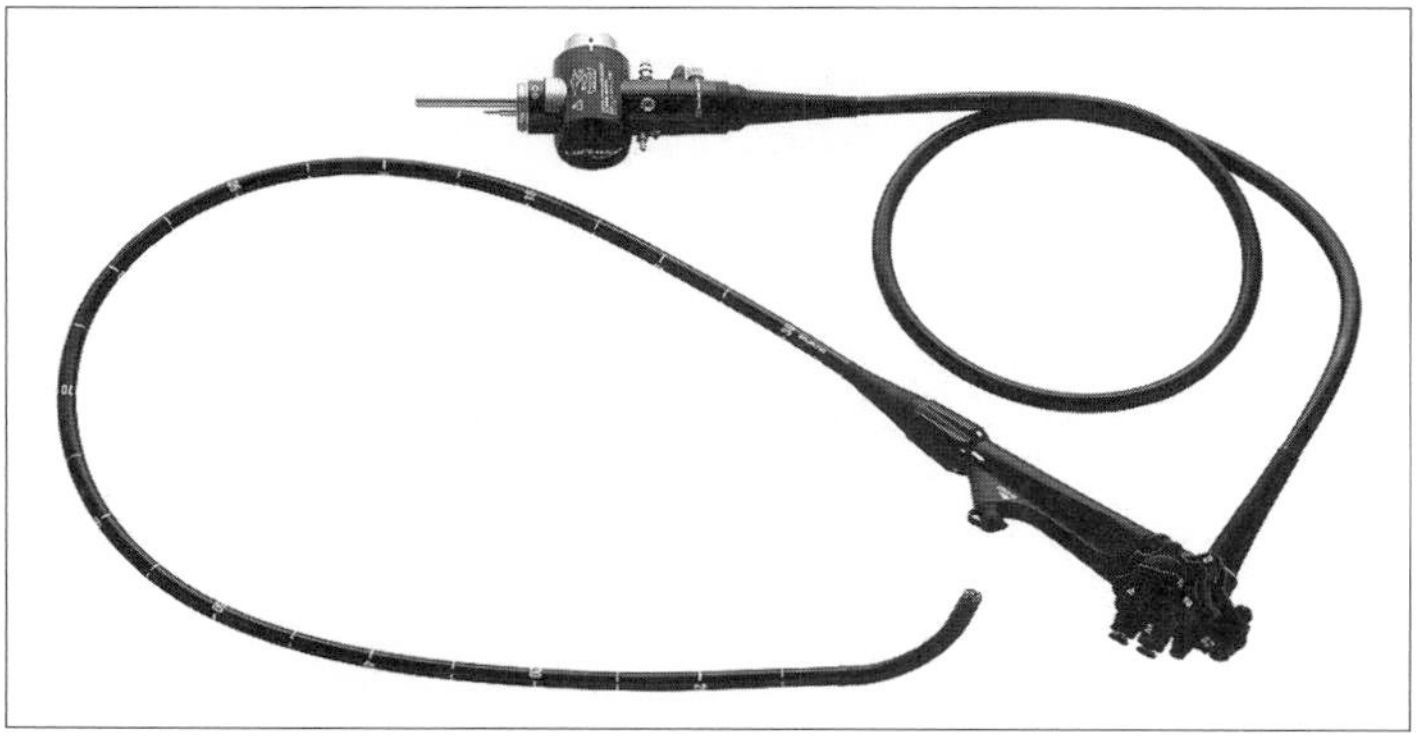

現在、使われている一般的な大腸内視鏡。外径は 11 ～ 13 ミリ程度。1930 年代に、「胃カメラ」が登場し、その後は写真が撮れるファイバースコープ、映像が記録できるハイビジョンへと進化している。

写真提供／ ©OLYMPUS

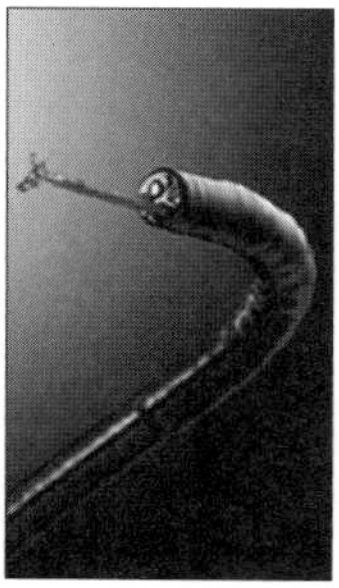

内視鏡の先端には、大腸の粘膜に水をかける装置なども内蔵されている。さらに、必要に応じてポリープを切除するスネアや、止血をするためのクリップなどを挿入して使用する。写真は、組織を採取するための生検鉗子。

写真提供／ ©OLYMPUS

着替えを済ませたら、モニター画面を見ながら、医師から検査結果についての説明を受ける場合もあります。組織を採った場合やポリープを切除した場合には、当日ではなく、後日改めて外来を受診して検査結果を聞くこともあります。

検査後に注意すべきこと

Cさんは憩室とポリープについて説明を聞いた後、検査後の生活について、次のような注意事項を書いた紙を渡されました。

・検査にあたり朝に空気を注入したので、オナラをしたくなったら我慢しないこと
・検査当日は自動車等の運転はしない。翌日以降はＯＫ
・当日から仕事をするならデスクワーク程度。重たい荷物を持つような作業は禁止
・特別な指示がない限り、飲食はすぐに開始してよい
・便に少量の血液が混じる場合があるが大量でなければ心配ない

さらにCさんの場合はポリープを切除したので、60ページの注意事項が加わります。

・長時間の車の運転や飛行機での旅行は、治療後1週間程度は控えること
※飛行機は気圧の変化を受けるため

という項目です。

Cさんはびっくりして、医師にたずねました。

「あのぅ、実は明日から出張の予定を入れてしまっていて……国内なんですが、飛行機で行くことにしているんです。ダメでしょうか?」

医師は少し考えてから、答えてくれました。

「そうですね、本来は旅行などは禁止ですが、無理なスケジュールでなければ仕方ないでしょう。ただし、気圧の変化がありますから、**飛行機に乗るのはダメ**ですよ」

Cさんは、まさか自分にポリープがあるなんて思っていなかったのです。そこで、仕方なく予約していた飛行機をキャンセルして、新幹線で出張に出かけたのでした。

まだ病理検査の結果は分かりませんが、明らかな大腸がんの心配はなくなったということで、「一次検診の便潜血検査が陽性だった」ことによる心配はとりあえず半分解消し、晴れやかな気分で出張に出かけたのでした。

検査の概要は以上です。

また、これはあまり説明されないことかもしれませんが、大腸内視鏡検査を受けると、その後の数日間は少し便秘気味になるなど、排便のリズムがふだんと変わる場合があります。

いったん腸を空にしてしまったため、**腸内細菌叢（腸内フローラ・第6章参照）のバランスが変わり、もとに戻るまでに少し時間がかかる**のだと思われます。

しかし、これも数日経てばもとに戻ります。

最も大切なことは、たとえ自覚症状がなくても、**1年後にまた大腸がん検診の一次検診を忘れずに受ける**ことです（医師から、次回の検査時期の指示がある場合は、もちろんそれに従いましょう)。

検査にかかる費用とリスク

大腸がんの検査を受けたくても、どのくらいの費用がかかるのかわからないため、心配な人も多いことと思います。

実際に外来診察診療の場でも「大腸の内視鏡検査をしましょう」というと、「先生、検査代はいくらくらいかかりますか?」と患者さんからたずねられます。

まず、大腸がん検診の一次検診で潜血検査を受ける場合、費用は各自治体や所属する健康保険組合などによって異なりますが、**無料~1000円程度**です。

一次検診で陽性となり、「要精密検査」だった場合、あるいはなにか症状があって医療機関を受診し、病気が疑われるために内視鏡検査を行う場合には、健康保険が適用されるので、**自己負担額は6000円~9000円程度**になります。

ただし、大腸の組織の一部を採取して、炎症の程度やがん細胞の有無などを調べる病理組織検査を行う場合は、検査費用に加えて**6000円〜1万5000円程度**が必要になってきます。ポリープが見つかって切除した場合には、ポリープの個数ではなく、ポリープがあった部位ごとに**5000〜1万2000円程度**、加算されます。

このほかに、大腸がんの腫瘍マーカーなどを調べる**血液検査の費用が必要**です。

なお人間ドックなどのオプション検査として、自主的に大腸内視鏡検査を受ける場合には、健康保険が使えないので**2万〜3万円程度**の検査代がかかります。

いずれにしても、検査には費用がかかりますが、がん検診を受けずに見逃してしまったり、自覚症状があるのに放置して悪化してしまったりすると、手術や入院、投薬治療などが必要になり、**よけいにお金と時間がかかる**だけでなく、治癒率も低下し、治療にともなう苦痛が増します。

そんな事態を未然に防ぐべく、医療側も正確で安全な検査を行うことはもちろん、苦痛や不安をともなわない内視鏡検査を実施するべく、日々努力していますので、読者の皆さんも、ぜひ検査に前向きになってもらいたいと思います。

最後に、大腸内視鏡検査のリスク――検査時に事故が起こる可能性について付け加えておきます。

少々古い数字になりますが、1998～2002年までに大腸内視鏡検査を受けた人は、累計294万5518人で、なんらかの事故が起こってしまったのは2038人、このうち死亡に至ったのは26人です。

つまり、**事故が起きる確率は0・069%、死亡する確率は0・00088%**ということになります。

もちろん、医療技術と医療機器の進歩にともなって、事故の件数は年々減少しています。一方で、大腸がんにかかる人の割合は右肩上がりです。どちらが怖いと考えるかは、あなた次第です。

カプセル内視鏡って?

内視鏡検査も、医療技術と機器の開発にともなって急速に進歩しています。

近年は、「**カプセル内視鏡**」が使用できるようになりました。超小型撮像素子を内蔵したカプセル内視鏡を飲み込む検査方法です。従来は小腸にしか使えませんでしたが、大腸にも使えるようになりました。

大腸内視鏡検査を嫌がる患者さんから、「先生、カプセルを飲み込むだけのほうが楽なんじゃないですか？」と聞かれることがありますが、これは誤解です。

まず大腸のカプセル内視鏡検査は、**通常の内視鏡の挿入が困難な場合に限って適応**とされているうえ、大腸までカプセルを運ぶために、1回の検査で約4リットルもの水を飲まなければなりません。通常の内視鏡検査のために飲む腸管洗浄剤の液体よりはるかに多い量です。

また、カプセル内視鏡検査では、腸管粘膜を洗浄しながら検査を進めることができないため、ごく小さな病変や平坦なポリープ、陥没しているものなどの検出には限界があります。

しかも、がんやポリープなどがあるとわかっても、その場で切除することはできないため、**結局は日を改めて内視鏡による検査と治療をしなければなりません。**

現状では、途中でバッテリーが切れてしまうと、検査が中断されて記録できないという課題もあります。

費用面においても、2020年1月現在、大腸のカプセル内視鏡検査は、通常の内視鏡を挿入することが困難な場合にのみ保険が適用されるので、ほかの検査方法に比べて高額になっています。

一方、大腸に比べれば、小腸のカプセル内視鏡検査はかなり普及してきています。大腸のがんがこれほど増えているのに比べて、「小腸がん」という病名はほとんど聞いたことがないと思います。

小腸にも腫瘍ができることはありますが、**発生頻度は消化管腫瘍全体の1％程度**です（ただ、小腸の腫瘍の場合は悪性度が高く、3分の2は悪性腫瘍とされています）。

もともと、小腸の粘膜はターンオーバーのサイクルが速く、**2〜3日間で細胞が入れ替わります**。つまり、小腸の内壁にキズができても、2日程度で治ってしまうのです。

栄養分を吸収することに加えて、体の免疫系の働きにも関与する小腸は、重要な役割を担っているからかもしれません。

小腸のカプセル内視鏡検査は、病気を見つけるためではなく、出血している箇所を探す目的で行われる検査です。また、腫瘍などがあって腸管が狭くなっていると、カプセルが通過できなくなり、腸閉塞を起こすという合併症の危険性もあります。

日本は内視鏡検査の先進国です。

内視鏡カメラの開発も、検査や治療を行う医師の技術も、世界で最も優れていると断言できます。安全かつ正確で、苦痛の少ない内視鏡検査を受けられる環境にいるのですから、その恩恵を受けない手はないでしょう。

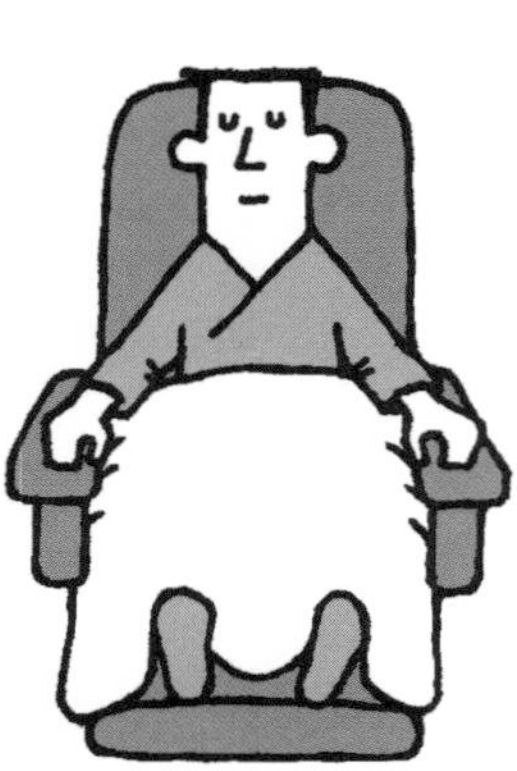

第4章

腸をいたわり鍛える黄金の四原則

腸のむくみをとり、予防するために

四本柱は「食事」「水分」「休腸」「運動」

さて、ここまで見てきたように、腸のむくみは、大腸がんの原因となる憩室炎や、大腸ポリープなどを引き起こします。

その予防と解消には、簡単な特効薬などありません。

食の見直しや生活習慣の改善、そして腸の働きを整える運動が不可欠です。

本章では、腸のコンディションをよくする食事のアドバイスやNGとなる習慣、腸のポジションを整える運動プログラムなど、腸の若さと健康をキープするための秘訣をお教えしましょう。

筆者が患者さんにすすめている**腸のむくみ予防・解消法は、次の4つの柱からできています。**

① 食生活の改善

② 毎日2リットルの水を飲む

※心臓に病気がある人など、飲水制限がある場合には要相談

③ 週に2日の「完全休腸日」をつくる

④「腸トレ」で、必要な筋力を維持する

これらは、すでに腸がむくんで憩室やポリープができている人、便秘に悩む人にもおすすめです。

では、それぞれの内容について、くわしく説明していきましょう。

黄金の四原則 その一、食生活の改善

避けるべき食べもの、摂り入れたい食べもの

気持ちよく排便するためには、まず「便をつくるための材料」が必要です。

材料となるのは、言うまでもなく自分が食べたもの。

たとえば過激なダイエットをして、食べる量が極端に少なければ、便の材料が不足するため、便秘の原因になります。

健康な人であれば、便は平均して「**1泊2日**」でつくられるので、今日の朝に出たのは、昨日の朝食、あるいは一昨日の夕食に食べたものです。

もちろん、何らかの原因で下痢をしているときは、未消化のまま、食べてから短時間

で排便されることもありますし、便秘が3日続けば、4日前の食事がまだ腸のなかにとどまっていることになります。

だから、食事と排便を記録しておくと、**何を食べたら快便で、何が便秘の原因になったか**がわかるようになってきます。

慢性の便秘や下痢に悩む患者さんにたずねてみると、「**酒量が多い**」「**肉や油ものをよく食べる**」「**麺類やパン・白米など炭水化物中心の食事になりがち**」「**お菓子を食べるのが習慣になっている**」「**冷たいものばかり飲む**」など、腸内環境が悪くなるような食生活をしている人が多いのです。

このような食生活は便秘や下痢はもちろんのこと、腸に負担をかけてむくませる原因となります。その証拠にこういった食生活をしたときは便やガスが臭くありませんか？

そこで、腸のむくみを防ぐために、「**避けたほうがいい食べもの**」と「**積極的に食べたい食べもの**」を次のページにまとめてみました。

避けるべき食べ物

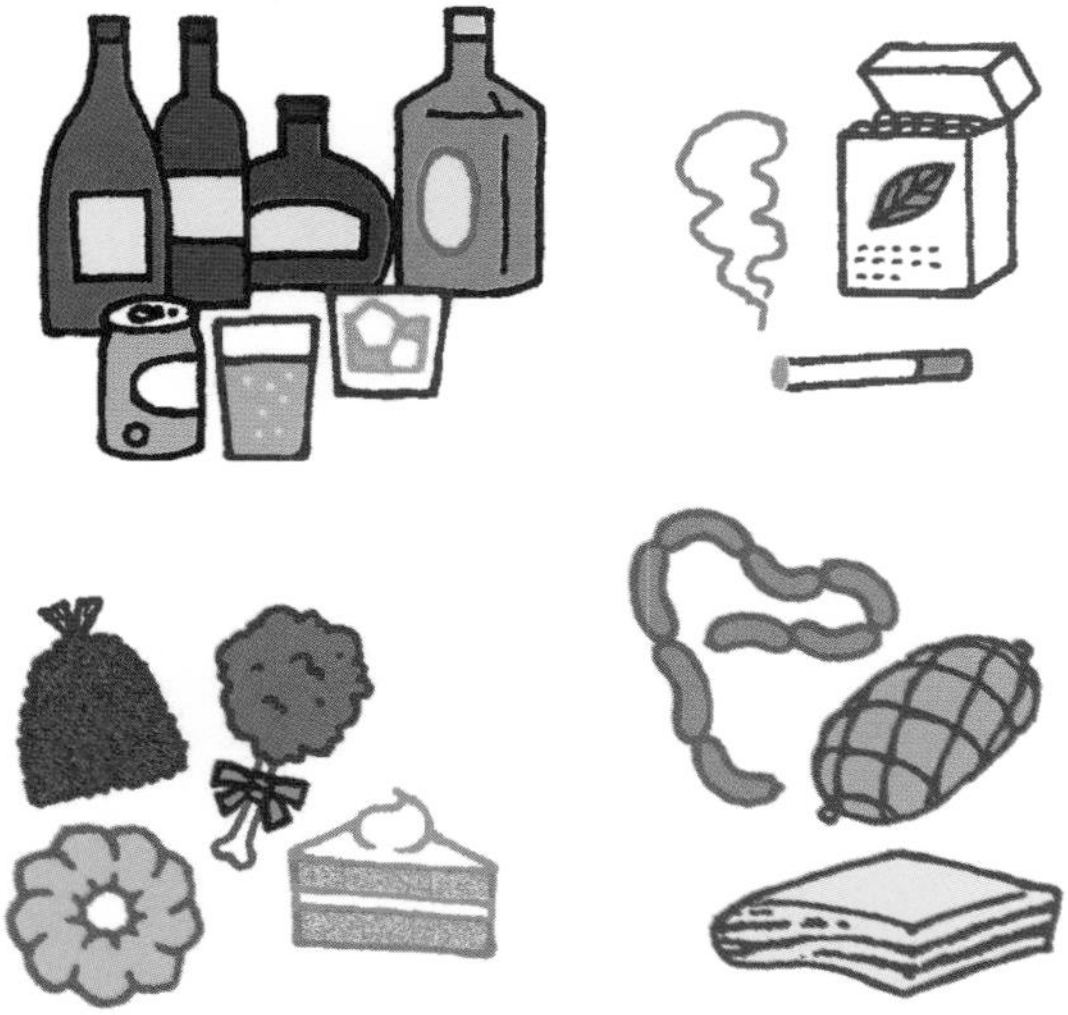

〈できるだけ避けたいもの〉

・加工肉（ハム、ソーセージ、市販のハンバーグなど）
・油脂が多いもの（揚げもの、天ぷら、脂身の多い肉）
・大量のアルコール、タバコ
・白いパン、パスタ、うどん、お好み焼きやピザなど粉物
・砂糖やバターを多く使った菓子類

摂り入れたい食べ物

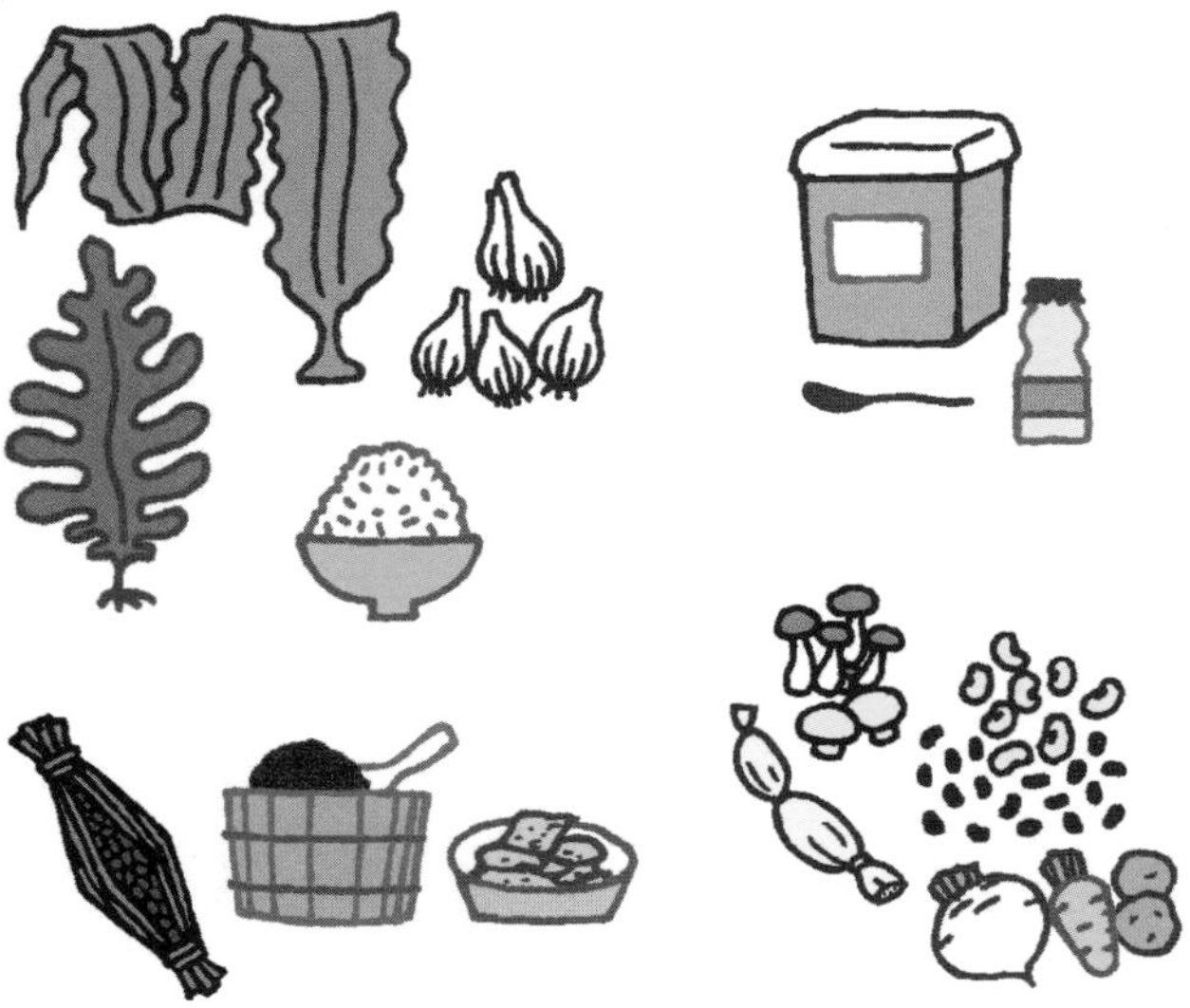

〈積極的に食べたいもの〉
- 乳製品（ヨーグルト、チーズなど）
- 納豆、味噌などの大豆製品
- ご飯は白米より玄米や麦飯、雑穀米
- ぬか漬け、キムチなどの発酵食品
- 海藻類、ラッキョウ、キノコ類、根菜類など水溶性の食物繊維が多い食品

便利でおいしいものは腸に悪い

現代の日本は、少しお金を出せば**便利でおいしいものが、たくさん手に入る環境**です。また、仕事をしていれば、歓送迎会などの飲み会や、接待の機会もあるでしょう。忙しい毎日の生活のなかでは、コンビニで昼食を買うこともあるでしょうし、時間がなくて5分で牛丼をかき込むこともあると思います。肉類や揚げものはおいしいし、楽しいお酒の席もあります。

ですから、絶対にステーキや焼き肉を食べてはいけない！　と言うつもりはありません。完全に禁酒してください、というつもりもありません。筆者もお酒を飲むことがあるし、肉も食べます。

しかし、第1章でも述べたように、「**動物性の脂肪――具体的には、肉やバター、ラード、乳脂肪を含む牛乳や乳製品など――**の摂取量が、1日30グラムを超える食事を続けると、腸に炎症を引き起こしやすい」という、医学的根拠に基づいた研究報告があります。

患者さんと毎日接している我々医師の臨床経験からも、肉食や脂質の多い食事を好んで食べてきた人やお酒を毎日飲んでいる人の腸はむくんで、憩室やポリープ、大腸がんができやすいことは確かです。

肉食に偏っていた中高年者に多いはずの憩室炎やS状結腸がんが、最近は**若い人たちにも増えてきている**ことも実感しています。

そうした認識を持っていただいて、腸をいたわりながら、たまにおいしいものを食べる生活を続けることができれば理想的です。

摂り入れたい3つのキーワード

反対に、腸の調子を整えるために摂り入れたい食べものをキーワードでくるとすれば「**発酵食品**」「**乳製品**」「**水溶性の食物繊維**」の3つです。

発酵食品には、腸内の腐敗物質の生成を抑制する乳酸菌が多く含まれています。

納豆や味噌、ぬか漬けなどは、積極的に食卓に取り入れたいものです。刺激物が苦手でなければ、キムチもおすすめです。実際に、「キムチを食べるようにしたら、お通じ

食物繊維の種類とそのはたらき、多く含まれる食品

	はたらき	多く含む食品
水溶性食物繊維	水分を保持する能力が高い。小腸での栄養素の消化吸収を抑制する。有害物質が吸収されるのを阻止して便として体外に運び出す	昆布やワカメなどの海藻類 大豆、大麦 イモ類、キノコ類、根菜類 熟したフルーツ
不溶性食物繊維	大腸のぜん動運動をうながす。水には溶けないが、水分を吸収して膨張し、便のカサを増して排便をうながす ※コロコロした硬い便が出る、あるいは便秘と下痢をくり返す「過敏性腸症候群」の場合、不溶性食物繊維を摂り過ぎると、かえって便が出にくくなることがあるので注意が必要	大豆、豆類 米などの穀類 ごぼう、キノコ類 野菜全般

がよくなった」という患者さんもいるくらいです。

乳製品でいうと、ヨーグルトはビフィズス菌が豊富で腸によい食べものの代表格として知られていますが、**それだけを食べ続けても、健康になれるというわけではありません。**

また、「乳糖不耐症」といって、乳製品でアレルギーを起こす体質の人は、乳製品は避けなければなりません。

最後の食物繊維については、**腸内の善玉菌のエサとなるだけではなく、消化されることなく大腸に届き、便のカサを増す効果**があります。よって、これが足りないと腸

内の環境が悪くなり、便秘や痔、腸の炎症、大腸がんなどのリスクが高まります。

食物繊維には、「水溶性の食物繊維」と「不溶性の食物繊維」とがあります。便通を整えて、腸のむくみを予防するためには、特に**「水溶性の食物繊維」を積極的に摂る**ことが重要です。

なお、通常の食事では食物繊維を取りすぎる心配はありません。現代日本人は、総じて食物繊維が不足ぎみですから、意識して摂取するようにしましょう。食物繊維が多く含まれている食品をリストにしましたので、参考にしてください。

黄金の四原則
その二、毎日2リットルの水を飲む

たかが水と侮るなかれ

　これまでも解説してきたように、口から食べたものは、食道を通って胃へ運ばれ、栄養分を吸収しやすいように消化されます。

　そして、小腸で栄養分が吸収され、その残骸が大腸に送られます。実は、大腸に入ってきた段階では、**まだ水分を多く含んでいる状態**です。

　それが大腸のぜん動運動によって、上行結腸、横行結腸、下行結腸、S状結腸と、大腸のトンネルを肛門に向かって移動するうちに、**水分が少しずつ吸収**されて便の形になって、直腸から肛門に到達するのです。

したがって、大腸のなかに何日分もの便が溜まっていたら、**水分の吸収はさらに進んで便の塊が硬くなっていき**、排便しにくくなるうえ、腸の粘膜も傷ついてしまいます。

自発的に飲まなければ2リットルには達しない

このプロセスを考えると、快便生活を続けるためには、便を軟らかくするのに十分なだけの水分を摂らなければいけないことは明白です。

ふつうの体格の大人であれば、**1日2リットルの水を飲む**ことを目安にしましょう。「喉が渇かないから、そんなにたくさん飲めない」と思った方もいるかもしれませんが、その通りです。**水は喉が渇いたときだけ飲むのではなく、量を決めて自発的に飲むもの**だと考え、習慣づけなければ2リットルの飲量には達しません。

しかも、前立腺が肥大ぎみの男性や、夜中にトイレに起きるのが面倒な女性は、「トイレが近くなるから水分は摂りたくない」という意識が働いてしまい、なかなか水を飲もうとしません。これがシニア世代の便秘の原因のひとつとなっているのです。

飲みものとして摂取する水分のほかに、食事に含まれる水分もありますが、**コーヒーやアルコール類は水分摂取量に含めてはいけません。**

これらには利尿作用があり、かえって脱水を起こしやすくします（だから、強いお酒には「チェイサー」があるのです）。

もちろん、心臓や腎臓に持病がある人は、病気によって水分制限がありますから、主治医から指示をされている人は、水分の摂り過ぎに注意が必要です。

黄金の四原則
その三、週に2日の「完全休腸日」をつくる

休ませるのは肝臓だけでは足りない

「黄金の四原則　その一」でも触れましたが、大量のアルコールは腸に負担をかけます。

とはいえ、いきなり「明日から禁酒！」というわけにもいかないでしょう。

そんな人たちのためにおすすめしたいのが「**完全休腸日**」です。

一般に、習慣的にお酒を飲む人が、アルコールを抜く日を設けることを「休肝日」といいます。

なかには、定期健診や人間ドックの前だけ、一時的に「休肝」して、少しでも「GOT（AST）」や「GPT（ALT）」といった肝機能の数値をよくしようという、試験前の一夜漬け勉強のような小技を試みる人もいるようです。

それだけ、「肝臓を働かせ過ぎてはいけない」と認識している人が多いわけですが、知っておいてもらいたいのは、そもそも、**摂取したアルコールを吸収、分解、解毒するために働くのは肝臓だけではない**、ということです。

患者さんと話していると、「食べものは胃腸、お酒は肝臓」というように、**消化の役割分担があると誤解している**人がまだまだ多いのです。

健康診断などで肝機能の数値が高くなっていると、医師から「お酒を控えてくださいね」と警告されてしまうからでしょう。

しかし、私たちが口にしたものは、まず食道を通過して胃に入り、胃酸によって分解されます。

次に十二指腸で、膵臓《すいぞう》や肝臓から分泌される膵液や胆汁によってタンパク質や脂肪が分解されます。小腸ではタンパク質やアルコールなどが吸収され、それらは肝臓で分解されてエネルギーに変換されます。

そして、最後に残ったものが大腸を通過する途中で水分が吸収され、便になります。

つまり、**消化器官はすべてつながっており、つねに関わり合って働いていて、肝臓の負担になるものは、もれなく他の消化器官にも負担をかけている**のです。

たとえば、習慣的に大量飲酒をしている人で、日常的に下痢や軟便が止まらない場合、腸がむくんでダメージを受けているだけではなく、膵臓の機能も落ちていることが考えられます。

膵臓は消化酵素を分泌して、消化吸収をサポートする役目を担っており、「急性膵炎」の約半数、「慢性膵炎」の約80％が飲み過ぎによるものなのです。

肝臓に話を戻すと、たしかに、多量飲酒によって肝臓に脂肪が増える「アルコール性脂肪肝」や、炎症が起きてしまう「アルコール性肝炎」などの病気もありますが、肝臓の炎症の原因はお酒だけではありません。

内臓肥満や甘いものの摂りすぎによって、お酒を1滴も飲まない人でも、脂肪肝や肝炎になることは珍しくありません。特に、「非アルコール性脂肪性肝炎（NASH《ナッシュ》）」は、若い女性にも見られます。

また、毎日お酒を飲む人にとっては、適量の飲酒は「悪性リンパ腫」のリスクを低下させる、というありがたい研究報告もあります。しかし、実際には、大酒を飲む人は肝臓病だけではなく「胆管がん」や「膵臓がん」、そして悪性リンパ腫などの病気になりやすいことは確かです。

筆者が所属する消化器内科から、血液内科に患者さんを送ることも多いのです。「お酒は肝臓の担当」という固定観念はこの際、捨て去りましょう。

「休腸日」の目安は?

お酒には、「強い人」と「弱い人」がいます。

これは、持って生まれた体質によりますが、日本人の約半数は、摂取したアルコールを分解する「アセトアルデヒド脱水素酵素(ALDH)」をまったく持っていないか、持っていてもその働きが弱い人です。

飲むとすぐに顔が赤くなるタイプの人は「飲めない人」であり、そういう人は飲酒による食道がんや咽喉頭がんの発がんリスクも高いことがわかっています。

したがって、これら消化器の病気を予防するためには、定期的に、腸を含むすべての消化器、すべての細胞を、**アルコールの分解・解毒から解放して休ませる**「**休腸日**」が必要なのです。

では、具体的に、どのくらいの頻度で「休腸日」をつくったらいいのでしょうか？

先に述べたように、飲酒量やアルコール分解酵素の有無などの個人差があるので、十把一からげには言えませんが、筆者は患者さんに、「**最低でも、週に2日**」をすすめています。

大事なのは、「完全休腸日」にすることです。

「1滴も飲まないのはさびしいから、ビール1杯くらいならいいですよね」などと抵抗を示す患者さんも多いのですが、少量でもアルコールを体に入れれば、消化器には負担がかかります。

毎日飲むことが習慣になっている人は、騙されたと思って、ぜひ一度、「完全休腸日」をつくってみてください。

翌朝に体が軽くなり、胃腸の調子がいいと感じるはずです。これを1か月以上続けると、腸管への負担が軽減するのはもちろん、**血液検査の肝機能や中性脂肪の数値が目に見えて改善されてきます**。

欲を言えば、週2回の「完全休腸日」に慣れたら、宴席の予定などを考慮しつつ、1日おきに休腸日を設けられるようになれば、さらに一歩前進です。

何も飲まずに食事をするのが口寂しいようなら、ノンアルコールビールを冷蔵庫に常備しておくのがおすすめです。ただし、「ノンアルコール」というネーミングであっても、ごく微量のアルコールが入っているものもあるため、注意してください。

黄金の四原則
その四、「腸トレ」で必要な筋肉を維持する

姿勢の改善で腸を整える

黄金の四原則、最後となる四つ目は、正しい姿勢と必要な筋肉を維持する運動です。運動といっても、やみくもにランニングしたり、ジムに通ってマシントレーニングをする必要はありません。くずれた姿勢を改善するとともに、腸と関わる部分を集中的に鍛えることを目指します。

意外にも腸と密接な繋がりがあるのが、骨盤のなかの腸を支える筋肉群です。

現代人に多く見られる、いわゆる「猫背」や「反り腰」「内巻き肩（前肩ともいいます）」といった姿勢になってしまうと、これらの筋肉群がうまく機能しなくなります。

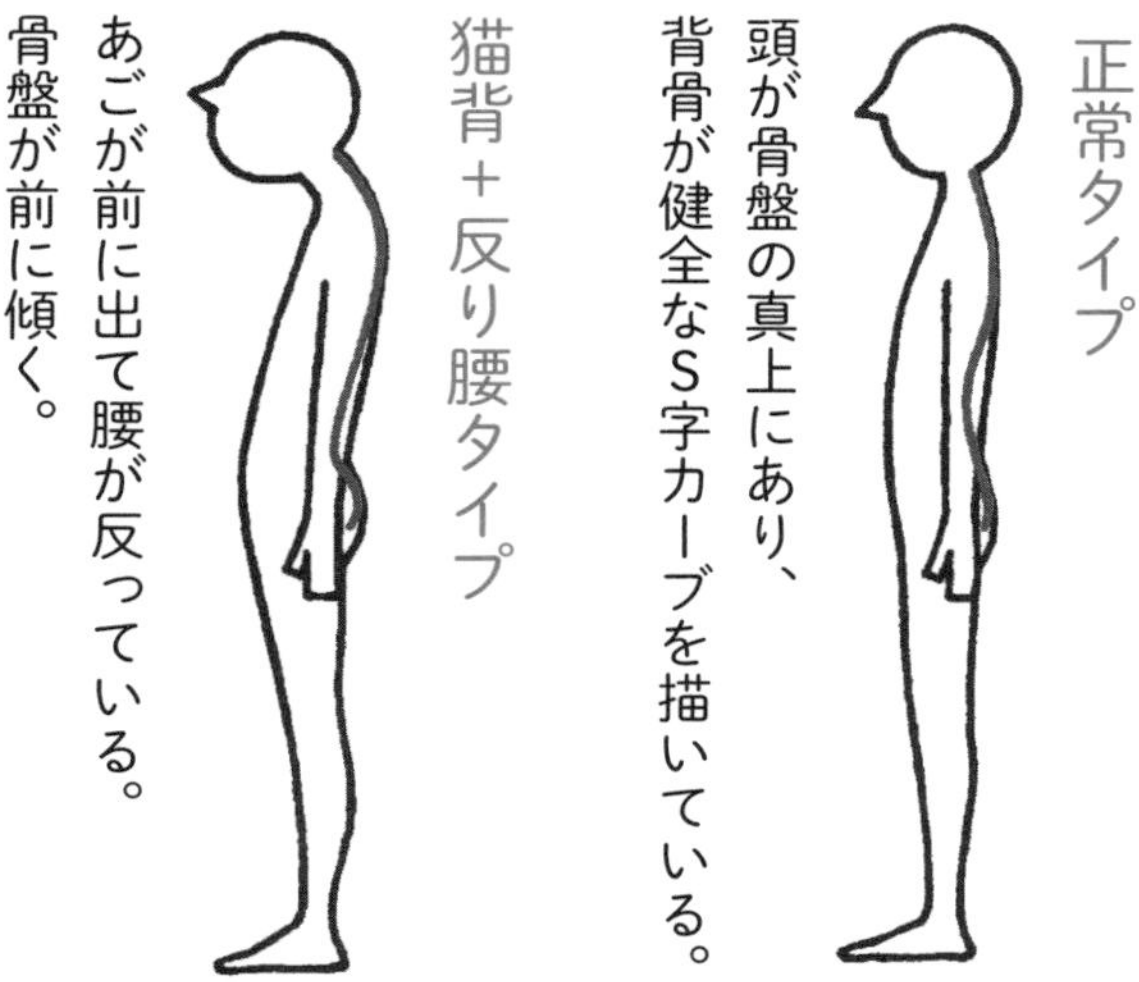

頭が骨盤の真上にあり、
背骨が健全なS字カーブを描いている。

骨盤が前に傾く。

なぜ、姿勢と腸が関係しているのでしょうか？

私たち現代人は、車や地下鉄、エレベーターにエスカレーターなど、たくさんの移動手段を持つうえ、スマートフォンをはじめとする通信端末が普及し、**日常生活における活動量が極端に低下しています。**

活動量が低下すると、全身にあるセンサー（神経）から脳へ情報が入ってこないため、脳は「**自分の体はいったいどうなっているの？**」と状況を理解できなくなります。

情報がないということは、危険を意味しますから、脳は体を「緊張モード（交感神経が優位な状況）」になるように、指令を出します。

緊張モードになると、体の各部を伸ばして緊張させるスイッチが入るので、骨盤が前に傾いたり、背骨のS字カーブが失われて伸展したり、胸の肋骨が前に飛び出したりする姿勢を招きやすくなるのです。右ページの、「猫背＋反り腰タイプ」のように、頭が前に突き出て腰が反った、猫背の姿勢です。

骨盤が過剰に前傾した状態から抜け出せなくなると、内臓を支える骨盤底筋群をはじめ、「腹横筋」「多裂筋」「横隔膜」などの機能が低下して、**腸や子宮、膀胱などの臓器を正しい位置にキープすることができなくなる**と考えられます。

正しい位置を失った臓器は、その機能が低下してしまうことになります。

だから、筋肉や関節にあるセンサー、視覚やバランスにかかわるセンサーを働かせ、正しい姿勢を保つことは、腸の機能を維持することにつながるのです。

では、実際のエクササイズを紹介していきましょう。

まず「ステップ1」では、**過剰に前に傾いてしまった骨盤や伸展した背骨、開いた肋骨にかかわる筋肉を抑制する**エクササイズを行います。

次に、「ステップ2」として、**骨盤を正しく後傾させ、背骨の自然なカーブを取り戻し、飛び出した肋骨を収める筋肉を活性化する**エクササイズを行います。

これらのエクササイズを続けて骨盤を本来の位置に戻し、コアが働くようにすることで、腸のポジションを戻していきます。

それと同時に、エクササイズを通して全身のセンサーを働かせ、脳を活性化させていきます。

また、これらのエクササイズのなかに、体の回旋を行うエクササイズを加えることで、腸に刺激を加える効果が期待できます。ポジションを整え、刺激する——一連の「腸トレ」で腸の機能を取り戻しましょう。

〜くずれた姿勢を整え、腸によい刺激を与える〜

腸トレエクササイズ

ステップ１

・バタフライ
・ローオブリークツイスト
・４スタンスストレッチ

ステップ２

・90-90 ヒップリフト
・90-90 カールアップ＆クロスタッチ
・ベリーリフト

エクササイズ監修／小林俊夫
猫背改善専門スタジオ「きゃっとばっく」代表

ステップ1 バタフライ

反り腰の原因になる背中の筋肉の緊張をとる

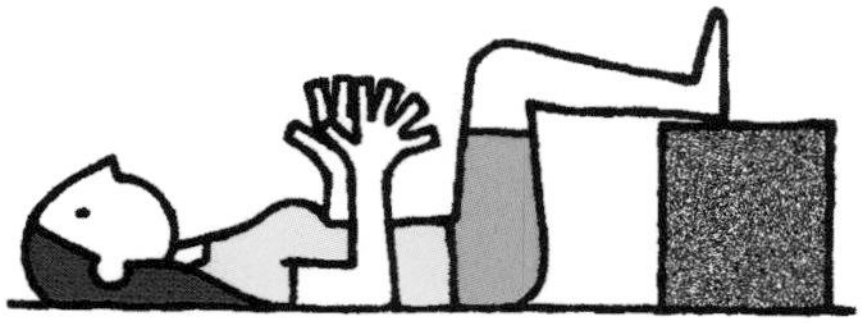

① あお向けに寝て、足を椅子などにのせる。
ひじから下を「小さく前へならえ」の形をとる。

② 息を吐きながら、かかとで椅子を上から押し、
同時に腰も床に押し付ける。

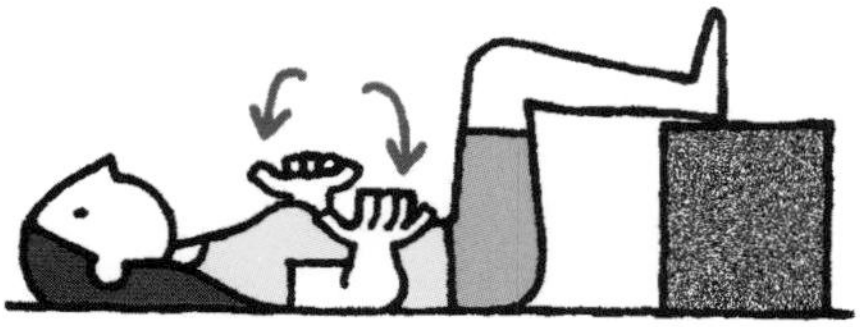

③ 腰を床に押し付けたまま、腕を外側に開く。
無理のないところまで開いた状態で、
呼吸を2～3回くり返し、①の状態に戻す。

※①～③を1セットで5回行う。

〈ポイント〉
・股関節と膝が、それぞれ90度になる程度の高さの安定した椅子を用いる
・背中が反らないように、かかとで椅子を押しながら背中を床に押しつける
・背中と床の間にすき間のアーチができていないかチェック！

ステップ1 ローオブリークツイスト

背中の筋肉のストレッチ＋肩の安定性を高める

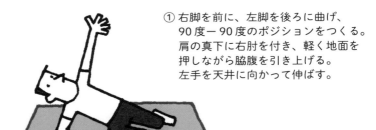

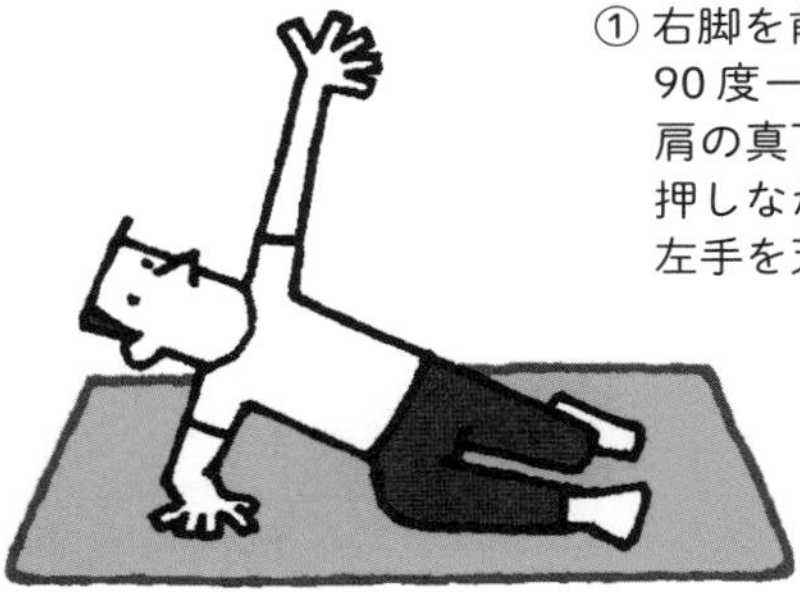

① 右脚を前に、左脚を後ろに曲げ、
90度ー90度のポジションをつくる。
肩の真下に右肘を付き、軽く地面を
押しながら脇腹を引き上げる。
左手を天井に向かって伸ばす。

② 上に伸ばした左手を、脇に通すようにして体をひねる。
両肩が地面と平行になるようにひねった状態で、
ゆっくりと深く呼吸する。

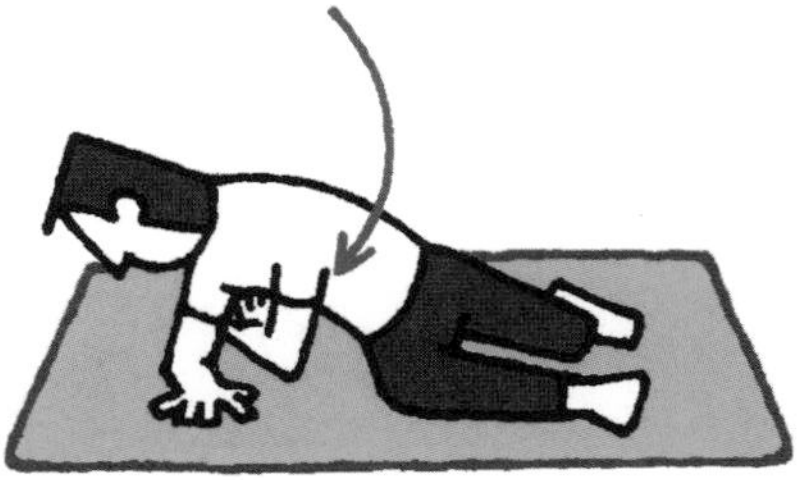

※ ②の姿勢で2回呼吸したら、
①に戻り、5回くり返す。
左右を替えて同様に行う。

〈ポイント〉
・背中のサイドラインとももの前側の伸びを感じながら行う
・手をついているほうの肩がすくまないように注意する
・腰が反らないように、骨盤の向きを確認しながら行う

ステップ1 4スタンスストレッチ

背中の筋肉をほぐし、反り腰や内巻き肩の改善を目指す

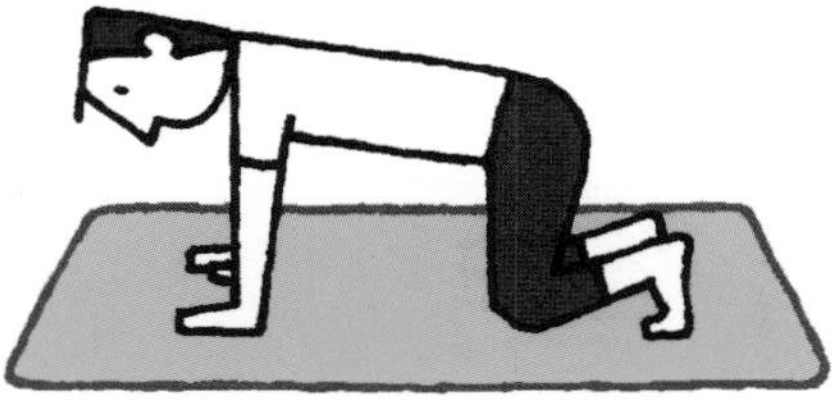

① 図のように両手を肩の真下に置き、
つま先を立てて、股関節の真下に膝をつく。

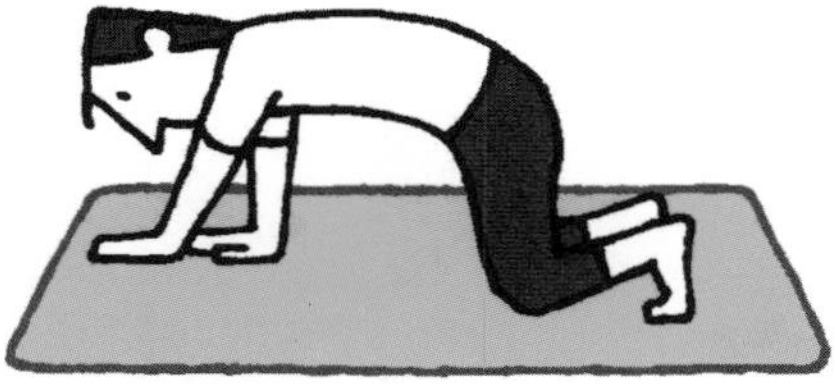

② 左手を、右手の少し前につく。

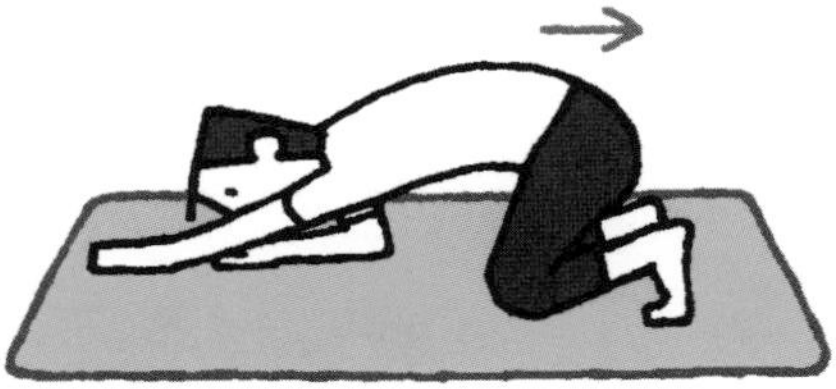

③ お尻をかかと方向に近づけながら、右ひじを曲げて
床に付ける。背中のサイドラインの伸びを感じながら
ゆっくり呼吸をくり返す。

※ 伸ばして２回呼吸×左右を替えて３回ずつ。

〈ポイント〉
・お尻を後ろに引くときに、肩がすくんでしまうと肩関節を
痛める原因にも。肩を下げながら引くような意識で行う
・関節が柔らかい人は、反り腰にならないよう、少し腰を
丸めながら引くようにするとよい
・猫背で肩が内側に丸まった「内巻き肩」の予防・改善に
効果的

ステップ2 90-90ヒップリフト

背骨をひとつずつコントロールして、骨盤のポジションを整える

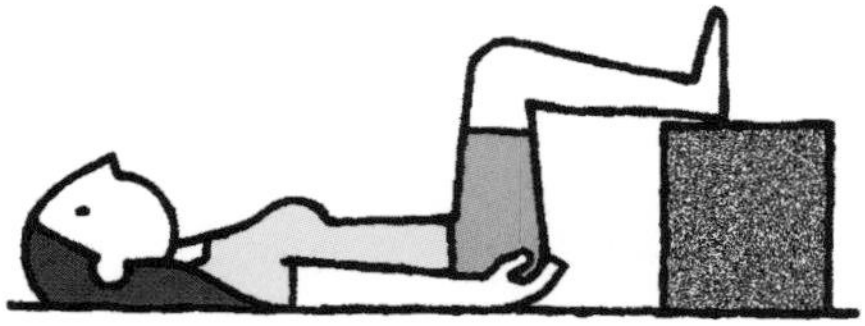

① あお向けに寝る。両足を安定した椅子や台にのせて、股関節と膝がそれぞれ90度になるようにする。

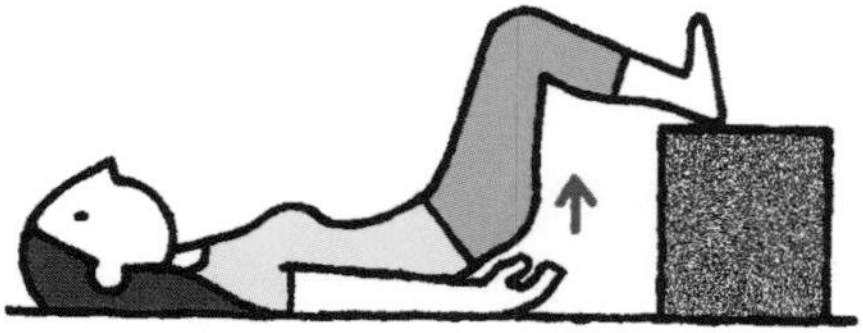

② かかとで椅子を床方向に押しながら、骨盤〜背骨をひとつずつ床からはがすように持ち上げる。

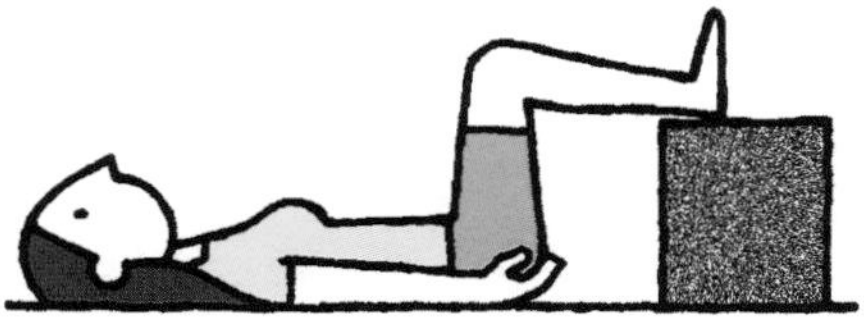

③ 背骨～骨盤をひとつずつ戻すように床につけていき、
①の状態に戻る

※ ①～③を１セットとして、５回くり返す。

〈ポイント〉
・一気にお尻を持ち上げるのではなく、シールを剥がしたり元に戻したりするような感覚で背骨をひとつずつ動かす
・ハムストリングス（太腿の後ろ側の筋肉）を使う感覚を感じられればOK

ステップ2　90-90 カールアップ＆クロスタッチ

姿勢を維持するインナーマッスルを強化し、肋骨の位置を整えます

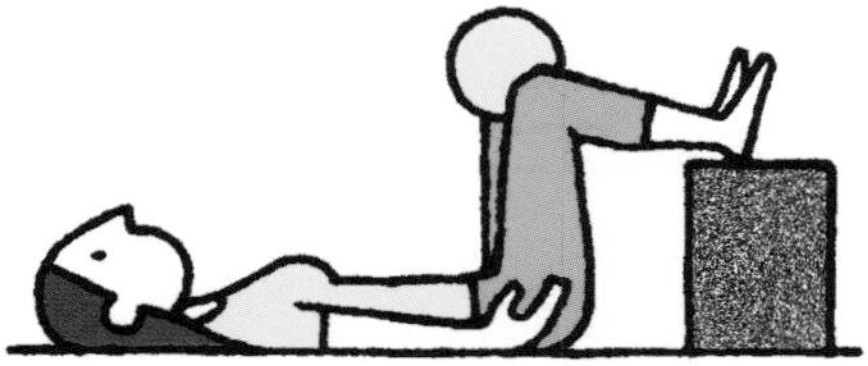

① あお向けに寝る。両足を安定した椅子や台にのせて、
股関節と膝がそれぞれ 90 度になるようにする。
膝のあいだにボール（※）をはさむ。

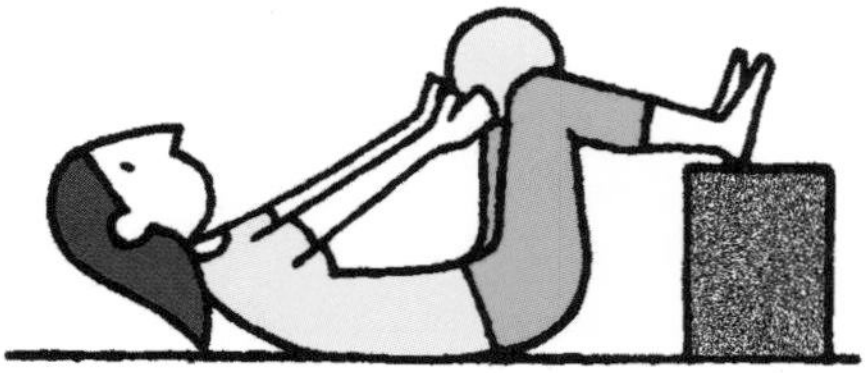

② かかとで椅子を床方向に押しながら、
両手を伸ばして膝にタッチするように近づける。
上体を起こしたままで２回ゆっくり呼吸する。

※このエクササイズで使用しているのは、「ジムボール」などという名称で市販されている、直径 20 ～ 25 センチくらいのやわらかいボールです。少し空気が抜けた程度に膨らまして使用します。ボールがない場合は、バスタオルを丸めたり、クッションなどで代用してください。

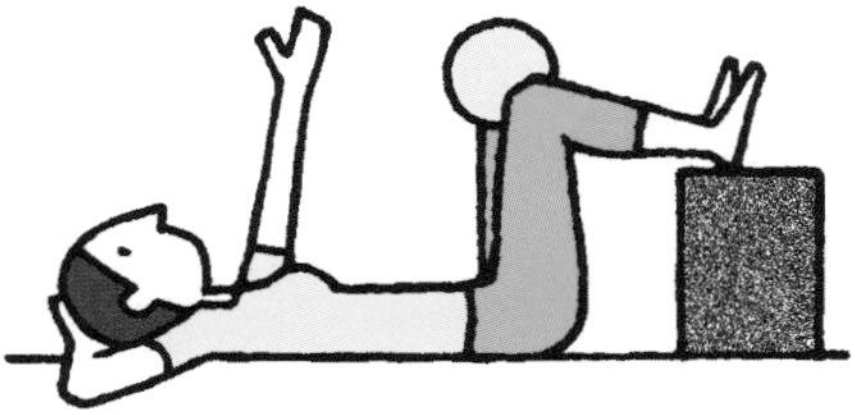

③ ①の姿勢に戻り、右手を頭の後ろに、左手は天井に向かって伸ばす。

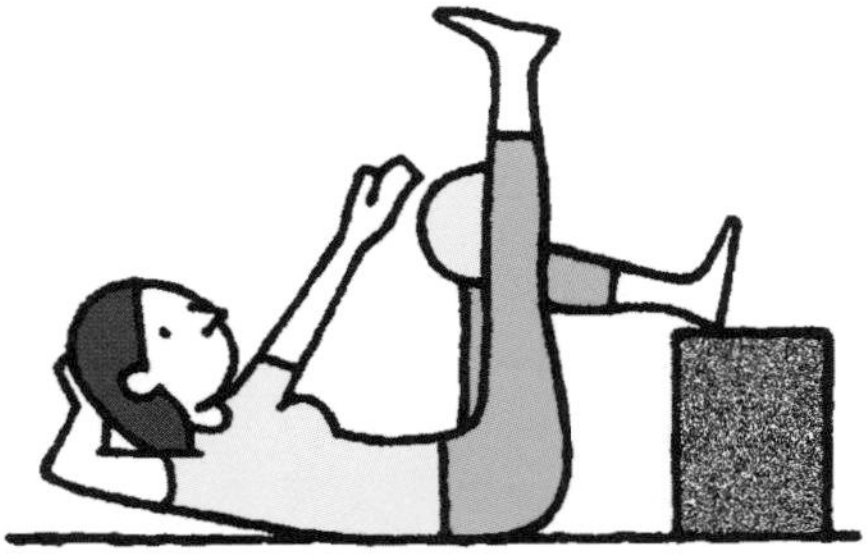

④ 右足を上に伸ばしながら、左手を右足の外くるぶしにタッチするように伸ばす。上半身をひねりながら浮かせた状態でゆっくり２回呼吸する。

⑤ ①の姿に戻り、左右を替えて③〜④を行う。

※ ①〜②、③〜⑤を各５回行う。

〈ポイント〉
・腹筋や脇腹の深いところにある筋肉（インナーマッスル）を鍛えられる
・腹筋を強化することで、前に飛び出した肋骨の位置を戻して反り腰と猫背を改善
・脇の腹斜筋を刺激し、ウエストラインの引き締めにも効果的
・腰が反らないように気をつけて行う

ステップ2 ベリーリフト
骨盤と肋骨のポジションを整える

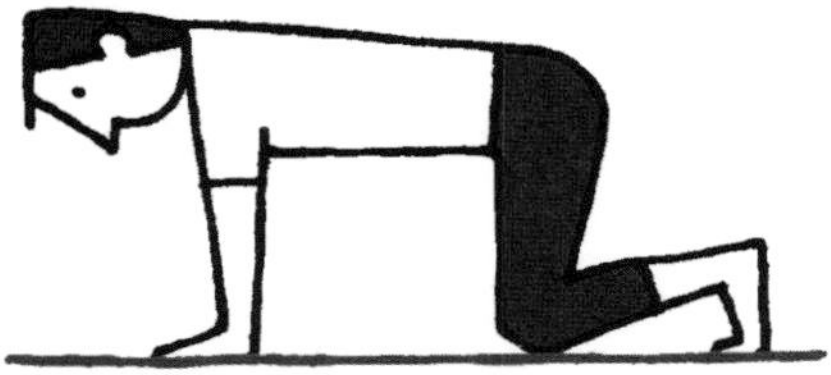

① 肩の真下に両手を付き、股関節の真下に膝を付く。
このとき、背中は平らになるようにする。

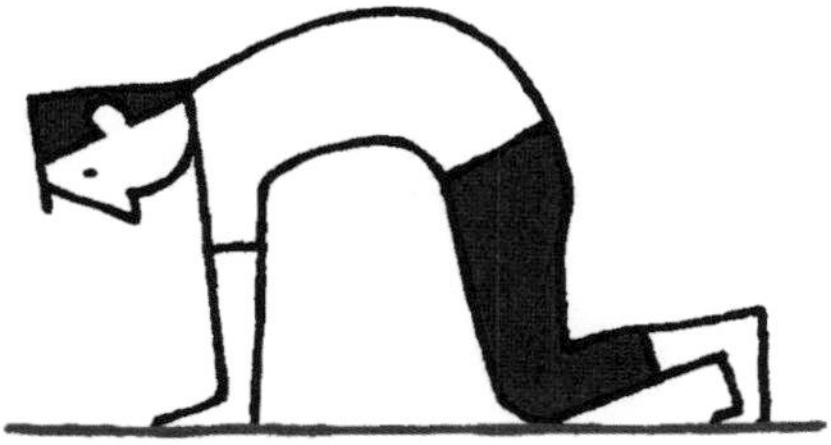

② 息を吐きながら、骨盤を後傾させるとともに
背中を丸めていく。丸まった状態で深呼吸をくり返す。

※ ゆっくりと5セット行う。

〈ポイント〉
・背骨の柔軟性を高め、自然なS字カーブを取り戻すことを目指す
・反り腰の改善だけでなく、腹筋の強化にも効果的

大股歩きや水中ウォーキングも効果的

いかがでしたでしょうか。

以前から、本章で注目した姿勢のひとつ、「猫背」は見た目が悪いだけではなく、食事をすることで便意をもよおす「胃直腸反射《いちょくちょうはんしゃ》」が起こりにくくなり、便秘の原因にもなるとされてきました。

その理由のひとつとして、先述したような、**腸をはじめとする臓器が正しい位置に収まっていない**ことが挙げられるでしょう。

しかし、紹介したようなエクササイズで骨盤をしっかり起こせるようになれば、排便するときの直腸と肛門の角度が整い、直腸に溜まった便がスコッと下に降りやすくなるのです。

猫背や反り腰が改善できたと感じたら、ウォーキングなどの運動も有効になってきます。姿勢が改善されないまま歩いても、小股・すり足で歩くことになり、あまり効果が期待できません。

正しい姿勢で、**大股で、腕を振って歩く**ことによって、お腹の上下運動と回旋運動が加わり、さらに腸の動きがよくなります。筆者も、40代以下の健康な患者さんには、大股で、上半身をひねることを意識したウォーキングをすすめています。

高齢であったり、何らかの理由でウォーキングが難しい人は、プールもおすすめです。腰や膝が痛い人も、水中なら無理なく運動することができます。

泳げない人でもできるのが、**水中ウォーキング**です。一歩ずつ脚を上げて、大股でゆっくり進むようにしましょう。上体をひねりながら、クロールのような腕の動きを加えればより効果的です。

第5章

たるみ腸とデリケート腸

加齢と運動不足で「たるみ腸」に⁉

腸のハリがなくなっていく

40歳を過ぎた頃から、**腸にも老化現象が始まります**。

加齢や運動不足によって便を出す機能が衰えると、男女関係なく重度の便秘に悩まされる人が増えます。

また、腸はストレスや外的な環境の影響を受けやすく、腸そのものに病気がないのに下痢や便秘をくり返すこともあります。

腸のむくみとは別に、大腸がんのリスク因子になることもある、**現代人を悩ます腸の問題**について見ておきましょう。

case5

便秘で救急車を呼ぶことに

Eさん(63歳・男性、自営業)

総合病院の救急外来を受診したEさんの訴えは、腹痛と嘔吐だった。

しかも、これまで経験したことがないほどの激しい腹痛である。

医師はすぐに男性を診察し、問診と採血、腹部のレントゲン検査を行った。

しばらくして、血液検査の結果とレントゲンの画像をもとに、医師から告げられた腹痛の原因は、なんと「便秘」だった。

Eさんの腸には、硬くなった便が大量に詰まっていたのだ。

医師は高圧浣腸をかけて、さらに摘便(カチカチになった便を、医師が指で掻き出す処置)をして、ようやく腹痛が治まった。

「たかが便秘で救急車!?」と思う人もいるかもしれませんが、実は救急外来(急患に対応するために医療機関に設けられている外来）では、めずらしいことではありません。「最近、便が出にくくて苦労している」という中高年男性、意外に多いのではないでしょうか。

どちらかというと、便秘で悩んでいるのは女性のほうが多いと思われているようですが、実際には、Ｅさんのように**便秘に苦しむ男性は意外に多い**のです。

Ｅさんも、若い頃は便秘とは無縁でしたが、ここ数年は下剤を使わないと何日も排便できないような状態でした。

数日前からかぜ気味で体調が悪かったため、市販のかぜ薬を飲んで安静にしていたところ、腹痛が強くなり、吐き気もあったので病院に駆け込んだのです。

重症の便秘になると、**市販の下剤くらいでは解消しません**。

若いうちは便秘知らずだった人でも、加齢とともに大腸の動きが悪くなったり、直腸の反射が衰えてきたりするために、すっきりと排便できなくなることがあります。

腸内環境は年齢とともに変化し、第6章でお話しする腸内細菌に関しても、中高年以降は**「善玉菌」と「悪玉菌」のバランスが崩れてきて、悪玉菌が増えやすい**環境になります。

そのため、ちょっとしたこと――かぜや過労、食べ過ぎ、寝不足――で便秘になったり下痢をしたりという不調が起こりやすくなります。

もうひとつの原因「運動不足」

Eさんは、その後に大腸内視鏡検査をしましたが、**特に腸の病気は見つかりませんでした。**

加齢にともなう腸の機能の低下に拍車をかけるのが、運動不足です。腹圧（お腹の中の空間にかかる圧力）を高める筋肉のハリが足りない、いわば「**たるみ腸**」とでも言うべき状態になっていたために、便秘が起きていたものと思われます。

実は、大腸内視鏡検査を行うと、その人がふだんから運動する習慣があるかどうかが、だいたいわかります。

第3章で解説したように、検査時には内視鏡を肛門から挿入し、手もとで操作しながら、まず腸の奥のほうまで入れていきます。

できるだけ患者さんが苦痛を感じないよう、カメラの向きを変えたりしながら少しずつ内視鏡を進めていくのですが、加齢や運動不足で腹筋が衰えている人の場合、**腹圧が足りない**ために腸が伸びてしまい、内視鏡がくるんとまわってしまって、力を加えて押し込んでいかないと入っていきません。これは経験を積んだ医師であれば、誰でも知っていることです。

そういうときは、「**この人、若いのに運動していないな……**」「もっと体幹鍛えないと！」と心のなかでつぶやきながら、注意深く内視鏡を進めています。

もちろん、後で述べるように、便秘にもいろいろな原因やタイプがあるので一概には言えませんが、現代人の便秘には運動不足、筋力不足がかかわっていることは間違いないでしょう。

最近は、20代、30代の若い人でも、**お年寄りのように腸がたるんでいる人がめずらしくなくなりました。**お尻の奥を覆っていて、排尿や排便を司る骨盤底筋群の筋肉が働けなくなって支えがなくなると、腸や子宮などの臓器は下がってしまいます。

すると、便秘になりやすいだけではなく、さほど太っていないのに、おなかが出ているように見える「ぽっこりお腹」になってしまいます。

姿勢の乱れや運動不足で腸を支える筋肉が落ちてしまい、下っ腹が前に出た「猫背」で「反り腰」（113ページ参照）になっているためです。

便秘の治療は生活改善から

まずは自分の便秘の原因を探る

そもそも、**正常なときの大腸のなかには、生理的に便が残っています。**

便意を感じていないときには、便はS状結腸より口側に溜まっており、大腸のぜん動運動が起きるとその便が一気に直腸まで運ばれます。直腸の壁がその刺激を脳に伝えることによって、私たちは便意を感じます。

ところが、さまざまな原因によって生理的な限界を超える量の便が溜まってしまう、あるいは直腸まで運ぶことはできても、快適に体外に出せなくなることがあります。

その状態が「便秘」です。排便の回数や排便がなかった日数によって、便秘か否かが決まるわけではありません。

便秘の原因は、加齢や運動不足による筋力の低下だけではありません。排便には、食事や睡眠、ストレス、持病の有無なども大きく関わってきます。

たとえば、大学生を対象とした調査によれば、**便秘を訴える人はやせている傾向があり、朝ご飯を食べない人が多い**という結果が出ています。若い人でなくても、きちんと朝ご飯を食べることが、健康的な排便習慣につながることは確かです。

そして、**ダイエットをしたことがある人**、**昼ご飯の食事量が少ない人**は便秘になりやすい一方で、食事をするときによく噛む人、1日の水分摂取量が多い人、ジョギングなどの活発な運動をする人は、便秘しにくい傾向があります。

また、〝日本人は腸が長いから、便秘をしやすいのだ〟という都市伝説もあります。実際に、腸管の長さには個人差があり、特に結腸部分が長い人では便秘症やお腹の張り

慢性便秘症の分類

原因による分類		症状による分類	検査による分類	原因になる病気など
器質性便秘	狭窄性			大腸がん、クローン病、虚血性大腸炎など
	非狭窄性	排便回数減少型		巨大結腸など
		排便困難型		直腸がん、腸重積、腸捻転、小腸がん、S状結腸がん
機能性便秘		排便回数減少型	大腸通過遅延型	代謝・内分泌の病気、膠原病、便秘型の過敏性腸症候群、薬剤によるものなど
			大腸通過正常型	食事や水分の摂取不足、食物繊維摂取不足
		排便困難型	機能性便排出障害	骨盤底筋群の運動障害、腹圧の低下、直腸の感覚低下など

排便回数減少型……排便の回数や量が減って腸内に便が溜まり、硬くなる。
腹部膨満感や腹痛などを伴う。

排便困難型…………便が直腸まで下りてきていても十分な量を快適に排出することができない。

を訴えることが多いのですが、そのメカニズムは解明されていません。

慢性的な便秘症も、その原因によっていくつかのタイプに分かれます。

上の分類にある通り、便秘は大きく「**器質性便秘**」と「**機能性便秘**」に分けられます。前者は、小腸や大腸に病気があり、それによって便秘が起きるものです。これに対して、後者はそのような腸の病気が原因ではない便秘です。

機能性便秘のその原因はさまざまですが、「糖尿病」や「甲状腺機能低下症」「慢性腎不全」「パーキンソン病」「膠原病」などの自己免疫性疾患、

「うつ病」など、私たちに身近な病気が、便秘の原因になりうることも知っておきましょう。

薬の副作用で起きる便秘も

また、**病気の治療のために服用している薬が、便秘の原因になっている**こともあります。慢性便秘症を起こしやすい主な薬剤を挙げておきましょう。

胃痛、腹痛をはじめ、さまざまな病気の治療に使われる「抗コリン薬」、血圧を下げる薬のうちでも比較的ポピュラーな「カルシウム拮抗薬」、「パーキンソン病治療薬」「抗うつ薬」などは、便通が悪くなることがあります。

このほか、市販薬にも含まれる「リン酸コデイン」という咳止め成分を含む「かぜ薬」も、一時的に消化器官の動きが鈍くなるため、便秘が起こります。

また、痛み止めなどに使われるオピオイド、そして抗がん剤にも便秘を起こすものがあります。

便秘治療の3ステップ

近年、便秘の治療法や治療薬は研究が進み、昔とはかなり変わってきています。習慣性便秘の治療は、ただ下剤を処方するのでなく、**食事や運動などの生活の指導をメイン**に考えて進めていくようになりました。

次のページに参考までに示したのは、慢性便秘症の診療ガイドラインをもとに、筆者が考えた、段階を踏んだ慢性便秘症治療のプログラムです。

筆者がめざす　慢性便秘症治療のアルゴリズム

STEP1

・生活習慣（睡眠や運動）と食事（朝食、水分や食物繊維の摂取量など）を見直す
・便秘を誘発する可能性のある薬（P00参照）→医師と相談して中止または減量する

＋ 効果がない場合は

STEP2

STEP1は継続しつつ、便秘のタイプにより下記の薬を投与して様子をみる

・浸透圧性下剤①※1（酸化マグネシウムなど）
・ポリエチレングリコール　（製品名：モビコール®など）
・ラクツロース　（製品名：モニラック®など）
・上皮機能変容薬　ルビプロストン（製品名：アミティーザ®）、リナクロチド（リンゼス®）
・消化管運動賦活薬　プルカロプライド（欧州で認可。日本では便秘症での保険適応なし）

＋ 効果がない場合は

STEP3

STEP1、STEP2は継続しつつ、下記のいずれかをプラスする

・刺激性下剤②※2
センナ（市販薬、アローゼン®、ラキソベロン®など）、アロエ、大黄などを頓服（毎日ではなく、症状が出たときだけ服用）で使用
・浣腸・坐薬③※3（新レシカルボン坐剤®など）
・消化管運動賦活薬　イトプリド塩酸塩（日本では便秘症での保険適応なし）

※1 浸透圧性下剤……ほとんど吸収されない塩類や糖類が主成分。腸に大量の水分を引きこんで、便を軟らかくする。習慣性がないため、長期の服用が可能。他の薬剤と併用して使われることも多い。

※2 刺激性下剤……腸を刺激して腸の動きを活発にして排便をうながす。効果は強いが、習慣性があり、長期使用により効果がなくなるため、増量が必要。腹痛をともなう。長期連用は避けること。

※3浣腸・坐薬……直腸を直接刺激して排便をうながす。坐薬は炭酸水素ナトリウムを含み、炭酸ガスを発生させて直腸内を刺激する。浣腸より作用がおだやか。

下剤の長期連用で大腸がんに!?

また、特に知っておいてほしいことは、市販の下剤などに含まれている「**アントラキノン誘導体**」**という成分に、大腸腫瘍のリスクを高める危険性がある**ことです。

この「アントラキノン誘導体」は、センナやアロエ、大黄、ケツメイシ、カスカラグラダなどの生薬に含まれており、若い頃から便秘症だった人たちが長年常用している市販薬に多いものです。

長期連用と大量投与によって、腸管の運動低下や腸管の拡張・伸長などが起こるだけでなく、大腸粘膜が黒く変色し、将来的に大腸の線種や大腸がんに至る危険があることが報告されています。

「デリケート腸」過敏性腸症候群

自律神経の狂いがもたらす「文明病」

case6

ストレスから仕事を辞めることに

Fさん（35歳・女性、派遣社員）

学生の頃から、緊張するとお腹が痛くなったり、下痢をしたりすることが多かったFさん。

一般企業に就職し、仕事にやり甲斐を感じていたものの、3年後に部署が異動になってから、女性の上司と良好なコミュニケーションを築くことができず、強いストレスを感じるようになった。

その頃から、朝から腹痛をともなう下痢が収まらず、気持ちも落ち込んで会社に遅刻することが増えた。Ｆさんは、腸の病気だと思い内科にかかったが、整腸剤を処方されただけだった。

お腹の具合はますます悪くなり、下痢と腹痛で苦しんだと思ったら、今度は何日も便秘が続き、いつもすっきりしない状態が続いていた。

とうとうフルタイムでの仕事が難しくなり、Ｆさんは会社を辞めて派遣社員として週に3日だけ働くことに。そして、改めて消化器内科を受診した。血液検査や内視鏡検査を受けたが、胃腸そのものには問題がなかった。検査と問診を経て、Ｆさんが告げられた病名は「過敏性腸症候群」。

現在は、腸の動きを整える薬を服用しながら、食事にも気を遣い、お腹の調子が悪くならない生活を心がけている。仕事も週5日に増やし、次回の契約更新時には正社員になれる可能性もあるとあって、楽しい日々を過ごしている。

皆さんも、人前で何かを発表しなければならないような場面で、急にお腹が痛くなったり、試験の前に緊張してトイレに駆け込んだ経験があるでしょう。

「脳腸相関《のうちょうそうかん》」という言葉があります。

大腸では、小腸から送られて来た消化物の水分を吸収しつつ、便の形を作りながら肛門に向かって運んでいきますが、その大腸の「ぜん動運動」をコントロールしているのは、脳と腸から分泌される**「セロトニン」という神経伝達物質です**。

ところが、緊張したり、ストレスを感じたりすると、内蔵の神経を調節する「自律神経」が乱れて、このセロトニンがうまく作用しなくなり、腸の動きに異常をきたします。これもFさんがかかった、「過敏性腸症候群」の原因のひとつとされています。

この病気にかかりやすいのは、まじめで神経質な人や、ストレスの多い職に就いている人、そして食事が偏っている人などです。大腸が過剰に動けば下痢を起こし、動きが滞ると便秘になります。

また、脳内のセロトニンが減ってしまうと、ちょっとの刺激でも腹痛として感じるようになります。

ちなみに、「ノロウイルス」をはじめとするウイルスや細菌による感染性の胃腸炎にかかった後には、過敏性腸症候群の発症率が6～7倍に上昇することがわかっています。一時的に、腸内環境が悪化するためと考えられます。

実は日本の成人の10～13％に見られるというポピュラーな病気ですが、腹痛や便秘、下痢などの症状が何日も続いたり、治ってはまた悪化することをくり返したりするのに、**検査をしても腸には特に異常が見つからない**という厄介な特徴があります。

「それなら、深刻な病気ではないじゃないか」と思うかもしれませんが、その症状のために、ＱＯＬ（クオリティ・オブ・ライフ＝生活の質）が低下して学校生活や仕事に支障をきたす、Ｆさんのようなケースが少なくないのです。

現役世代である20代〜40代の人に発病することが多く、ストレスが溜まりがちな先進国においては、社会活動が制限される一種の「文明病」として問題視されつつあります。

この過敏性腸症候群は、便通の状態によって、**大きく3つのタイプに分類されます**。

① 便秘タイプ……コロコロの硬くて出にくい便で、排便後も残便感を訴える
② 下痢タイプ……軟便や水のような便、粘液の混じった便が頻繁に出る
③ 混合タイプ……便秘と下痢をくり返すような状態が続く

いずれのタイプも、下腹部の痛み（排便すると痛みが楽になることが多い）や、お腹の不快感、ガスが頻繁に出る、お腹が鳴る、お腹がパンパンに張る、吐き気などの症状をともなうことが多いです。

さらに、同じく自律神経がバランスを崩したときに出る、めまいや頭痛、動悸、肩こりなどの症状や、不安感や落ち込み、イライラ、不眠などの精神症状が加わることもあります。

これらのつらい症状を訴えているにもかかわらず、感染性の腸炎や、後述する潰瘍性大腸炎、大腸憩室炎、大腸がんなどの消化器系の病気や腎臓など泌尿器系の病気、また女性では婦人科系の病気などの**可能性が除外された場合**に、過敏性腸症候群と診断されます。

したがって、正しく診断するためには、医師が診察するときの問診、つまり患者さんから日々の生活状況、心理面の問題をきちんと聴き取ることがとても重要になります。

患者さん側も、デリケートな問題ではありますが、いつから、どんなときに、どんな症状がどのくらい続くのかなど、**隠さずに医師に話してほしい**と思います。

食事と運動でコントロールを目指す

過敏性腸症候群は、心理的要因の影響を受けやすい、いわば「デリケート腸」の悩みと言えますが、これを解消していくためには、便秘や下痢の症状に合わせた薬による治療と並行して、食事や睡眠などの生活習慣を整えることが重要です。

特に、**食習慣の見直しはとても重要です**。

脂質が多い食事をしていないか、間食が多くて食事が不規則になっていないか、炭水化物に偏った食事をしていないかなどをチェックし、きちんと食べるようにすると、お腹の症状も治っていくことが多いのです。

便秘タイプの場合には、腸の動きをうながすような水溶性食物繊維や発酵食品（第4章参照）を多く摂ることをすすめます。

下痢タイプの場合も、腸のむくみを予防するときと同様に油っこい食事を控えて、消化のよいものを摂取しましょう。

ちなみに、食べものによるアレルギーによって、過敏性腸症候群の症状が出るケースもありますので、「遅延性食物アレルギー」の検査に反応した場合には、抗アレルギー薬を併用することもあります。

また、食事のバランスを見直して腸内環境を整えるとともに、睡眠を十分にとって疲れを溜めないこと、さらに**第4章を参考に腸の動きを整えるような運動をする**ことも、ストレスの解消、症状の改善につながります。

実際に、「ヨガなどの軽い運動を1～3か月継続することによって、過敏性腸症候群の症状の改善に効果があった」という研究報告もあります。

過敏性腸症候群は、まず生活改善が治療の第一選択肢。それにプラスして症状に合わせた薬による治療を行うことによって、**8～9割はコントロール可能な病気です**。

特に便秘タイプについては、新しい便秘治療薬が登場して効果をあげています。

長年用いられてきた「センナ」などの下剤のような常習性もありません。便秘薬に対して期待をしていない人も、**一度は消化器内科で相談する**ことをおすすめします。

下痢タイプの場合には、できるだけ下痢止めの薬を使わず、整腸剤でお腹の調子を整える治療を行います。下痢を止める薬は、腹痛が起きることが少なくないためです。

大腸がただれる難病
潰瘍性大腸炎

若い人を中心に増えている

食習慣の乱れが関係していると考えられている腸の病気は他にもあります。
近年、国内で若い人を中心に増えつつあるのが「潰瘍性《かいようせい》大腸炎」です。

case7

ただの下痢かと思ったら…

Gさん(25歳・男性、事務職)

突如、ひどい下痢と腹痛におそわれた25歳のGさん。近くのクリニックでは「急性胃腸炎」との診断で、下痢止めの薬を処方されたが、効果はなかった。症状はしだいに悪化していき、1日に何度も血の混じったゆるい便が出るようになった。

紹介状を持って総合病院の消化器内科を受診し、何度か検査を受けた結果、「潰瘍性大腸炎」と診断されて治療が始まった。

医師からは、難病に指定されている病気であること、経過を見ながら複数の薬で治療していくとの説明を受け、「指定難病」の登録手続きを行った。

幸い、症状は改善して現在は「寛解《かんかい》」状態だが、再発する可能性も高いため、治療は続けている。職場にも相談し、一時休職を経て、現在は非常勤職員という立場で働いている。


安倍晋三氏の持病として有名になり、2007年に**総理大臣を辞任する一因となった**とされています。大腸に慢性の炎症が生じ、潰瘍やびらん（ただれ）ができる病気で、難病に指定されています。

潰瘍性大腸炎は、本書に登場した多くの大腸の病気と同じく、**もともと欧米人に多い病気**でしたが、国内の患者数も年々増えています。２０１３年の統計では16万人、２０１８年には18万人を超えて、さらに増え続けています。

それでもアメリカと比較すると、まだ半分以下の発症率です。

この病気は、下痢や血便に加え、ゼリーのような粘液と血液が混じった粘血便が出たり、腹痛を起こすといった症状が見られ、悪化すると1日に10回以上も症状が起きることもあります。

そして、これらの症状が改善する「寛解」と、また悪化する「再燃《さいねん》」とをくり返します。念入りな問診と検査で、血液の混じる下痢を起こす感染症などとの鑑別診断をすることが重要ですが、それらが否定された場合は、大腸内視鏡検査などで腸の内部の状態を調べます。

「潰瘍性大腸炎」の場合、もっとも肛門に近い直腸の部分から病変が始まり、炎症が連続性に奥のほうに広がっていく性質があります。

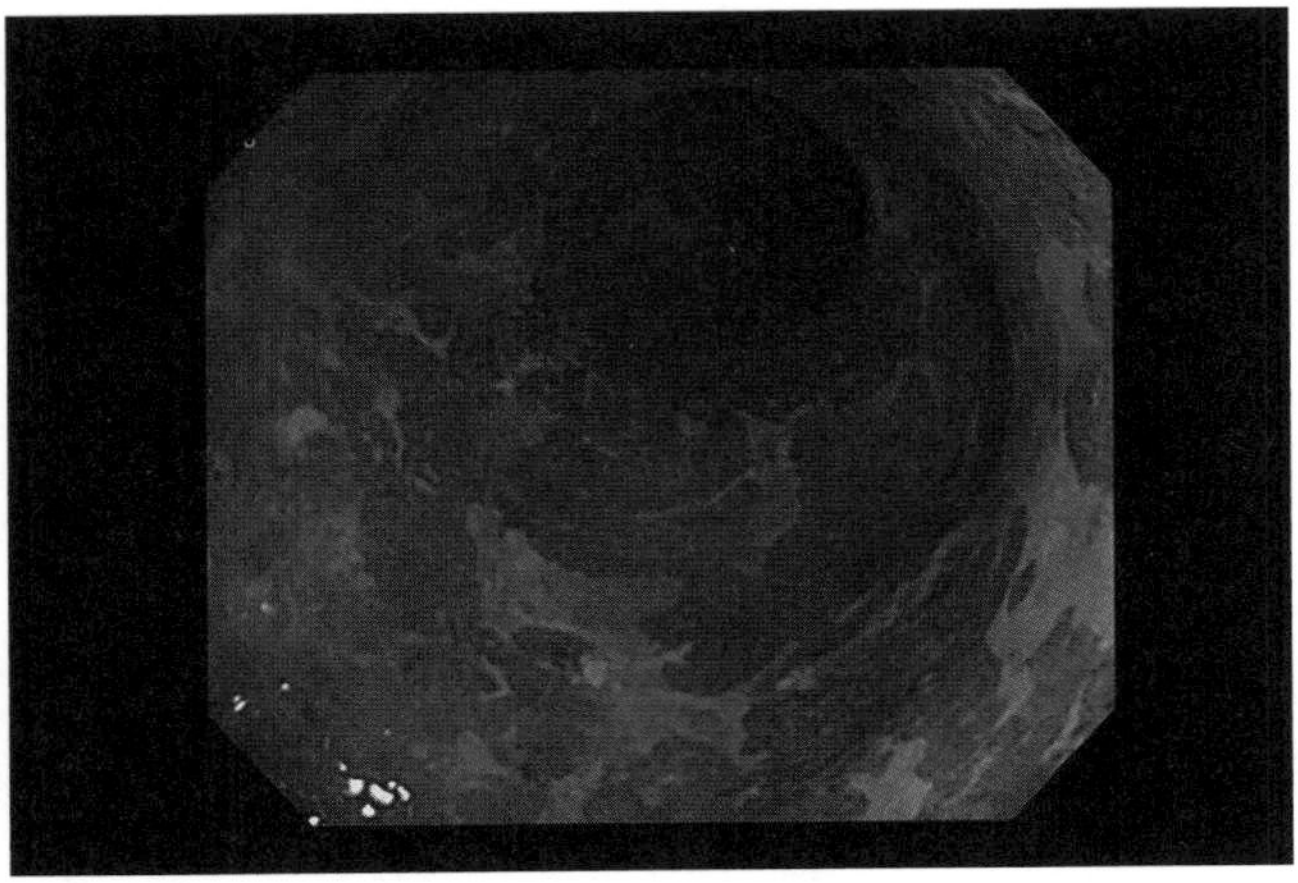

大腸内視鏡で撮影した潰瘍性大腸炎の腸の画像。広い範囲でびらん（ただれ）が見られる。

炎症が直腸だけにとどまる場合もあれば、**大腸全体にまで広がるケース**など、個人差があります。

年齢や性別と関係なく発病する可能性がある病気ですが、20歳代の若い人と、60〜70代の高齢の男性に発病することが多いことも「潰瘍性大腸炎」の特徴のひとつです。

残念ながら、勉強や仕事に打ち込もうとしている年代で発病すると、人生計画に大きく影響してしまいます。

たとえば、日本プロ野球のオリックス・バファローズに所属する安達了一内野手は、国内屈指の守備力を持つ遊撃手として、不動のレギュラーとしての地位を築きつつありましたが、28歳のときに潰瘍性大腸炎の診断を受けてからは、シーズン通しての出場は難しくなり、症状と相談しながら出場を続けているといいます。

この病気がなぜ起きるのか、残念ながら、現段階では**その原因はまだ明らかにはなっていません**。

以前には、細菌やウイルスによる感染を原因とする説や、牛乳などによる食物アレルギー疾患という説もありました。

現在では、「**①遺伝的な要因**」、「**②食べものや腸内細菌、化学薬品などの環境因子**」「**③免疫の異常**」という、3つの要因が複雑にかかわり合って発病すると考えられています。

②の要因に注目してください。

本書でくり返し述べている、腸のむくみの原因にもなっている「食の欧米化」も、この病気が増加している要因のひとつであると考えられているのです。

くり返しになりますが、動物性の脂肪——具体的には、肉やバター、ラード、乳脂肪を含む牛乳や乳製品などの摂取量が、1日に30グラムを超える食事を続けると、お腹の炎症を引き起こすとされており、その**慢性的な炎症が、この潰瘍性大腸炎を発病させるトリガー（引き金）になっている**のではないかと言われています。

その証拠として、毎日、和食を食べていた昔の日本人には、ほぼ無縁の病気でした。

ちなみに、喫煙する人は、喫煙しない人と比べて「潰瘍性大腸炎」を発病しにくいという意外な研究結果が出ていますが、はっきりとした理由はまだわかっていません。

薬による治療で、症状は改善可能

まだよくわかっていないことが多い潰瘍性大腸炎ですが、薬による治療で、症状の改善は可能です。腸の炎症の強さに応じて、炎症を抑える薬や免疫を整える薬などを用います。

飲み薬だけではなく、点滴による治療が選択されることもあります。近年は、新しい治療も複数開発され、症状や相性を見ながら薬を選ぶことができるようになりました。

治療の過程で大事なことは、いったん「寛解」になった後の**「再燃」を防ぐこと**です。精神的および身体的ストレスを避ける、また、脂質の多い食事や刺激物、お酒などの摂取を控えて、睡眠不足や過労にならないように注意します。

年単位での治療が必要ではありますが、多くの患者さんでは、これらの治療法で症状が消失して「寛解」します。これらの治療法で効果がない場合や、重い合併症が生じた場合には手術が選択されることもあります。

激しい症状に苦しむ患者さんもいますが、ほとんどのケースで適切な内科的治療によって、**普通の生活が送れるようになる**病気です。

ただ、発病してから8~10年以上経過し、しかも**炎症が大腸の広い範囲に及んでいる場合には、大腸がんになりやすい**ことがわかってきて、問題視されています。

定期的に検査を受けることによって、がんを早期発見することができるので、大腸内視鏡検査を定期的に受けることが重要になります。

症状がより激しい「クローン病」

この潰瘍性大腸炎と混同されやすい病気として、やはり難病に指定されている「クローン病」があります。

10~20代という、潰瘍性大腸炎より、さらに若い世代の人が発病することが多く、日本では2018年の統計で約7万人の患者さんがいます。欧米と比べて発症率は1割程度ですが、少しずつ増えている状況です。

腹痛や下痢、血便などの症状がみられるのは潰瘍性大腸炎と同じですが、クローン病の場合は、大腸だけでなく肛門から大腸、小腸を中心に消化管全域に炎症が起きます。

しかも粘膜のより深い部分で発症するうえ、患部がつながって広がるのではなく、飛び地のように複数の箇所にわたります。

さらにお腹の症状だけでなく、発熱や全身の倦怠感、体重減少といった**全身症状をともなう**場合もある点も違うところです。皮膚や眼、関節などに合併症が起きることもあります。

この病気も、発病するメカニズムはまだ解明されていません。遺伝子や免疫細胞の異常に、食事に含まれる成分やなんらかの感染などがかかわって発病するのではないかと考えられています。

第6章

腸内フローラ検査でむくみリスクを知る

腸内フローラ検査の前に便をセルフチェック

腸のむくみには遺伝的要因も

日々の食事に気を遣い、腸のポジションを保つための運動もして、生活習慣にも問題がないのに、腸がむくみやすくて大腸ポリープなどができやすい人がいます。

これまで述べてきたことも、もちろん大切ですが、遺伝的素因や、**その人がもともと持っている腸内環境も、かなり大きな要素**となるようです。

腸内環境は本当に不思議なことだらけです。たとえば、腸の炎症が「アトピー性皮膚炎」などのアレルギー性の皮膚疾患と関わりがあることは、臨床の現場ではよく知られているのですが、そのメカニズムはよくわかっていません。

しかし、自分の腸内の傾向がわかれば、腸のむくみを予防するために、どんなことに気をつければよいか、ある程度判断できます。

そこで、本章では「**腸内フローラ検査**」に注目します。

超高齢化社会が進むにつれ、自分がどんな病気になりやすいかなどを調べる「遺伝子検査」への関心が非常に高まっていますが、腸内フローラ検査も、同じような予防医療のための検査のひとつです。

便とサヨナラする前に

これから腸内フローラ検査について詳しく述べていきますが、専門の検査ほどではないにしろ、自分の腸内環境をある程度、自分で知る方法があります。

トイレタイムの後の、「**便のセルフチェック**」です。

便は「食べたもののカス」というイメージが強いのですが、実は便の約80％は水分なのです。

残りの20％が固形成分ですが、このうち**食べたもののカスは3分の1程度に過ぎません**。あとは剥がれ落ちた腸の粘膜や、生きたままの腸内細菌などで構成されています。

便の形状（ブリストルスケールによる分類）

1	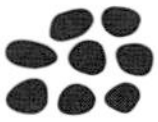	コロコロした便	5	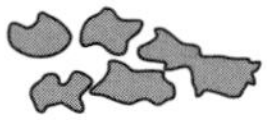	軟らかい 半固形状の便
2	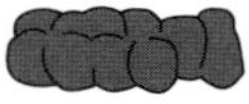	ソーセージ状 だが硬い便	6	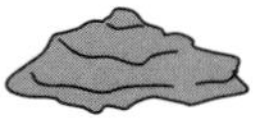	泥状の便
3	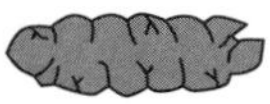	表面にひび割れのある ソーセージ状の便	7	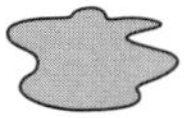	水状の便
4	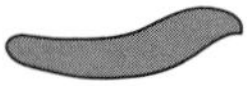	軟らかい ソーセージ状の便			

※「慢性便秘症　診療ガイドライン」を参考に作成

つまり、**便をチェックすることで、自分の腸内環境の状態を観察できる**のです。

便のセルフチェックには、上記のような**「ブリストル便性状スケール」**という世界共通の指標を用います。

3～5、とくに4が理想的とされており、次のような便なら腸内環境が正常といえるでしょう。

- **色は黄土色～茶色**
- **形状はバナナ、ウインナー状**
- **においはあまり臭くない**
- **1回につきバナナ1～2本分の量**
- **残便感がない**
- **排便の頻度は1日～2日に1回**

反面、便秘がちだったり、排便があっても、3～5のようにならない人は、腸内環境か生活習慣の問題を疑い、第4章に従って改善することをおすすめします。

「便は汚いからすぐ流してしまう」という人も多いと思いますが、出るものは、口にするものと同じくらい大切です。

サヨナラしてしまう前に、ぜひ観察してみてください。

腸内フローラ検査で善玉菌と悪玉菌のバランスを見る

腸内環境はいつ決まる？

より詳しく、具体的に腸のなかの環境を知りたい人のために、便に含まれる腸内細菌を解析する「**腸内フローラ検査**」という検査が行われるようになりました。

私たちの腸のなかには、約１００兆個以上の腸内細菌が住みついており、その種類は約１０００種類以上あることがわかっています。

その腸内細菌の総重量は、成人で平均１・５キログラム。脳の重量が約１・３〜１・５キログラムですから、同じくらいの重さの腸内細菌がいるということです。

腸内細菌の種類の内訳やバランスは、人種や性別、年齢、そして生活習慣などによって、一人ひとり違います。

さらに、同じ人でも加齢や生活習慣によって変化していきます。

もともと、胎児のときには、私たちの腸のなかは無菌状態です。この世に生まれてくるのと同時に、腸内には細菌が住みはじめ、母乳やミルク、離乳食から普通食へと、食べるものが変わるに従って、腸内細菌のバランスも変化していきます。

そして、3歳～5歳前後で、その人の腸内細菌のベースが決まります。

その後も、生活習慣などによって多少は変動しますが、**成人する頃までには、腸内細菌のバランスがほぼ決まります**。

成人した後は、加齢やストレス、食事や運動などの生活習慣に左右されて、ときには腸内細菌のバランスが崩れてしまうこともあります。いわゆる「**善玉菌が減って悪玉菌が増える**」という状態です。

菌の群れ＝腸内フローラ

腸内細菌には、**便通をよくしてがんなどの病気を防ぐよい菌（善玉菌）**と、**腸のむく**

みや生活習慣病を起こしやすくする悪い菌（悪玉菌）とがいます。

そして、腸の内部に棲みついている数え切れないほどの善玉菌や悪玉菌の群れ（細菌叢）のことを、花畑にたとえて「腸内フローラ」と呼んでいます。

腸内細菌の研究も日々進歩しており、最近では、腸内細菌が単に便通をコントロールしているだけではなく、私たちの健康状態全般に重要な働きを持っていることがわかってきました。

大腸がんや大腸ポリープなどの腸の病気だけでなく、糖尿病やアレルギー疾患、自己免疫性疾患などの病気とも関係が深いのです。

フローラといっても、便のなかにいる腸内細菌叢は目に見えませんが、この「腸内フローラ」を調べる検査が実用化されるようになりました。

遺伝子検査などと同じように、自費の検査ですが、「便潜血検査（52ページ）」と同じように**便を少量採取した容器と、記入した質問票を郵送して解析するだけ**という、痛みもなく簡単な検査です。

この腸内フローラ検査の結果は、腸内環境を客観的に数値化することができるため、一般の人たちにもわかりやすいものになっています。

医師側も、大腸内視鏡検査や血液検査で現在の腸の状態を知るとともに、その人がもともと持っている腸内細菌の特徴を知ることができれば、より適切な食事指導や生活のアドバイスをすることが可能です。

そのメリットは大きく、近年では大学病院などでも採用されるようになってきました。腸内フローラ検査がどのようなものか、その一例を紹介します。検査結果レポートの見本を見ながら、どんなことがわかる検査なのか見ていきましょう。

腸内細菌叢の組成（門レベル）

人間の腸内細菌叢は非常に多彩な菌種から構成される複雑な生態系です。一方で、存在する菌の分布には大きな偏りがあり、主としてバクテロイデーテス門、アクチノバクテリア門、ファーミキューテス門、プロテオバクテリア門の4つの門に属する菌で構成されています。

	平均	今回	前回	前々回
バクテロイデーテス門 人間の腸内に非常に多く存在する腸内細菌の代表格。腸内免疫に重要な影響を与えていると考えられています。	40.25%	32.59%	32.7%	-
ファーミキューテス門 善玉菌として知られる「乳酸菌」と呼ばれる菌グループや、悪玉菌の代表格である「ウェルシュ菌」など、多様な菌種が含まれる門です。	46.44%	60.45%	57.63%	-
アクチノバクテリア門 善玉菌として有名な「ビフィズス菌」はここに含まれます。	5.69%	3.54%	3.75%	-
プロテオバクテリア門 腸内細菌として有名な「大腸菌」や、「ピロリ菌」、「カンピロバクター属」などが含まれる門です。	6.54%	3.42%	5.85%	-
フソバクテリア門 大腸がん発症リスクのバイオマーカーとして知られる「フソバクテリウム属」が含まれる門です。	0.72%	0.0%	0.01%	-
シネルギステス門、レンティスファエラ門、その他 保有している人は非常に少ない門です。	0.36%	0.0%	0.06%	-
前回からの組成の変化		構成が大きく変わりました		

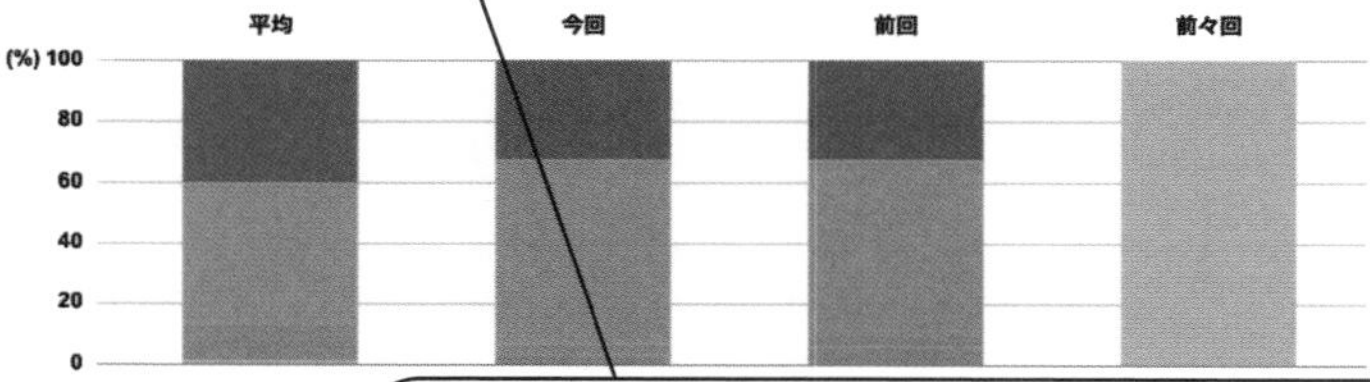

さらに、腸内細菌のグループ別の組成が数字とグラフで示されます。
定期的に検査を受けた場合は、前回との違いがひと目でわかります。

菌のなまえの豆知識　ー生物分

全ての生物は、「界・門・綱・目・
層（階級と呼ぶ）で分類される。各
複数のカテゴリ（分類群と呼ぶ）に
級では動物界に分類されたものが、
門、軟体動物門などと分けられるよ
枝分かれするように下位の階級の分類群が存在し、下位の階級にな
るほどより細かい特徴によって分類される。

詳しくは→ https://lab.mykinso.com/chisiki/classification/

属	ビフィドバクテリウム属	ヒト属
種	B.bifidum, B.infantis など	サピエンス種

サイキン　タロウ　様

キットID：000000000001
採取日：2019年02月01日

1990年01月01日生まれ　男性

あなたの腸内フローラ判定

腸内フローラ（細菌叢）を構成する各菌の特徴より関連づけられた４つの指標（多様性, 短鎖脂肪酸, 腸管免疫, 口腔常在菌）から、腸内細菌を構成する菌のバランスを算出し、腸内環境の良し悪しを総合的に判定するものです。結果はA,B,C,D,Eの５段階評価です。D判定はディスバイオーシス予備軍、E判定は腸内細菌叢のバランス崩壊が起きているディスバイオーシス状態と判定されます。

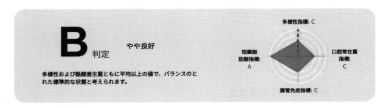

B 判定　やや良好

多様性および酪酸産生菌ともに平均以上の値で、バランスのとれた標準的な状態と考えられます。

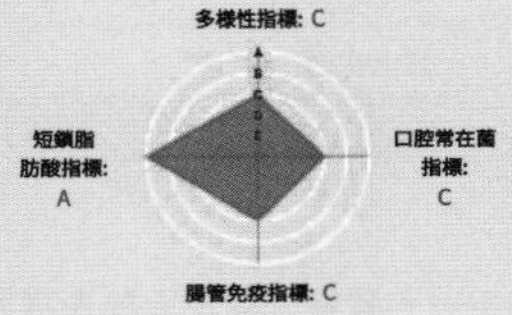

大腸画像検査おすすめ度

問題ありません
（おすすめ度：低）

前回：（おすすめ度：低）
前々回：-

大腸がん患者の腸内細菌叢中に多いとされるフソバクテリウム属の含まれる割合が10%以上になった場合に「リスクあり」として注意喚起を行っており、大腸内視鏡や大腸CTなどの検査受診を推奨しております。

スよく存在していることを数値化したものです。数値が大きいほうが多様性が高く良いと考えられており、健常な成人は5〜7くらいです。

いとされている菌のバランスをABCの3段階で評価しています。

まず、全体的な判定結果が示されるとともに、「食事」「運動」「睡眠時間」「飲酒頻度」「タバコ」の５項目について、問診票から判定された生活習慣の評価が記載されます。

あなたの生活習慣評価

検査時のMykinso問診票でご回答いただいた内容を反映しています。

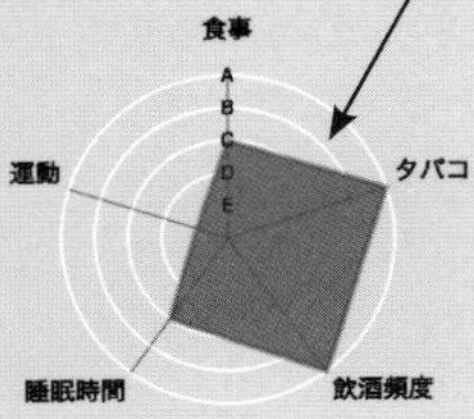

	今回	前回	前々回
食事	C 比較的良好	A	-
運動	E 要改善	A	-
睡眠時間	C 比較的充足	E	-
飲酒頻度	A 適正	A	-
タバコ	A 良好	A	-

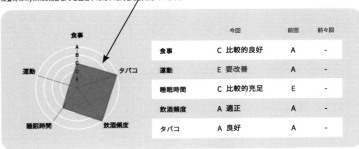

腸内フローラ判定に関する検査項目

カテゴリ	検査項目	今回	前回	前々回	基準範囲
口腔常在菌指標	**ストレプトコッカス属** 健康な日本人の腸内細菌叢に少ないと報告されている菌です。一方、大腸がん患者の口腔内と腸内の両方に多く存在することが報告されています。	1.91%	2.27%	-	0.05 - 2.58% (全体の基準値)
	ガンマプロテオバクテリア綱の種類数 大腸菌などの腸内細菌科やビブリオ属が含まれるガンマプロテオバクテリア綱は、毒素を産生するような病原菌を多く含みます。	6	7	-	2 - 8種 (全体の基準値)
	口腔常在菌群の占有率 口腔内に多く存在する菌のうち、炎症性腸疾患患者および大腸がん患者の腸内でも多く見られることが報告されている菌群です。	2.11%	2.47%	-	0.18 - 9.74% (全体の基準値)

ダイエット・美容に関する検査項目

改善の余地あり　要注意

カテゴリ	検査項目	今回	前回	前々回	基準範囲
ダイエット美容	**太りやすさ(FB比)** 痩せ体型の人ではFB比が低く、肥満体型の人でFB比が高いという研究報告があります。今現在の体型だけでなく、現在の食習慣を継続した場合の、将来的な太りやすさの目安にもなります。	1.85	1.76	-	0.55 - 2.1 (全体の基準値)
	高FPダイエットとの相性 海外の研究で、バクテロイデス属に対するプレボテラ属の比率が高い人では、低い人に比べて「高食物繊維・高タンパク質食(高FP食)」によるダイエット効果が高い(◎)、ということが分かっています。	△	△	-	41%が◎ (男性の該当者割合)
	アッカーマンシア属の有無 肥満症や糖尿病患者ではアッカーマンシア属が少なく、痩せ体質の人に多いという報告があり、「痩せ菌」と呼ばれることもあります。	なし	なし	-	24%が「あり」 (男性の保有者割合)
	クリステンセレラ属の有無 BMIとの関連性が統計学的に有意であるとの先行研究があり、太り気味の人に少なく、痩せ型の人に多いと言われています。	なし	なし	-	11%が「あり」 (男性の保有者割合)
	エクオール産生菌の有無 エクオールは、女性ホルモン疑…予防・改善など)があることが知…フラボンから体内でのエクオー…体内でのエクオール産生をあま…				
	バチルス属の有無 バチルス属は、納豆菌が含まれ…献するという報告もあります。				

さらに、ダイエット・美容の検査項目では、その人の「太りやすさ」がわかるので、今後のダイエット計画の参考になります。

あなたの腸内フローラ（詳細）

あなたの腸内細菌叢の組成情報から、特に健康に関わりの強いと考えられる項目と、ダイエット・美容に関連するとされる項目を抽出しました。

基準範囲は、Mykinso受検者のなかで、病歴および下痢／便秘症状のない60歳以下の成人を”健常者”と定義し、健常者の数値の分布から算出しています。

各項目の詳細な解説は、「検査結果ガイド[illegible]

腸内フローラ判定に関す[illegible]

腸内細菌叢の組成を解析し、蓄積されたデータと照合して、特に健康への関わりが強いと考えられる項目が報告されます。

カテゴリ	[illegible]	[illegible]	[illegible]	[illegible]	[illegible]
多様性指標	**保有菌の種類数（属）** 検出された菌の種類数です。腸内[illegible]るほうが、多様性指標が高くなります。	[illegible]	[illegible]	[illegible]	[illegible] (全体の基準値)
	均等度 腸内細菌叢に含まれるそれぞれの菌が均等に存在しているのかを評価した指標です。菌種ごとの個体数が偏りなく均等に近い方がこの数値が高く、多様性も高くなります。	0.64	0.62	-	0.55 - 0.71 (全体の基準値)
	最優勢菌の占有率（均等度の阻害要因としての指標） 腸内細菌叢中に特定の菌(属)が偏って占有しているかどうかを見ています。多様性を低くしている要因が、特定の菌の偏りが原因なのかどうかこの項目で判断できます。	28.48%	29.16%	-	18.0 - 43.0% (全体の基準値)
	バクテロイデーテス門の種類数（属） バクテロイデーテス門に含まれるさまざまな属の不在が疾患や不調と関連する傾向が見られるため、この数字が低くなるとリスクが高い可能性があります。	5	7	-	5 - 13種 (男性の基準値)
短鎖脂肪酸指標	**ビフィズス菌** 酢酸や乳酸、ビタミンB群、ビタミンK、葉酸などを産生する菌です。母乳栄養の赤ちゃんに腸内に非常に多く、加齢により減少する傾向があります。長寿菌(長寿の人に多い菌)の1つです。	2.24%	2.72%	-	0.12 - 8.45% (男性の基準値)
	乳酸産生菌 腸内で乳酸などの有機酸を出し、腸管の運動や食物の消化・吸収が促進され、有害菌の増殖を抑制することが分かっています。更に、ヒトの免疫機能を調節する作用などが一部の菌で明らかとなり、健康に対する乳酸菌の機能についてはますます期待が集まっています。	0.05%	0.09%	-	0.0 - 0.22% (全体の基準値)
	酪酸産生菌 腸管内の細胞のエネルギー源となることが知られ、特定の疾患のリスクを低減する可能性などの新たな発見が多数報告されています。近年、フィーカリバクテリウム・プラウスニッツイとコプロコッカスが、長寿に関わる菌として新たに注目を集めています。	26.46%	25.02%	-	3.64 - 20.03% (男性の基準値)
腸管免疫指標	**クロストリジウム属** 一部例外はありますが、クロストリジウム属に所属する菌の多くが、酪酸産生能を持ち人体にとって良い影響を与える有用な菌と考えられています。	1.0%	1.04%	-	0.0 - 0.79% (全体の基準値)
	アリスティペス属 海外の過敏性腸症候群患者で少ないことが報告され、腸管内の炎症との関連があると考えられている菌です。	0.0%	0.01%	-	0.0 - 0.58% (全体の基準値)
	フィーカリバクテリウム属 酪酸産生菌の代表格であり、特に免疫調整機能で重要視されており、長寿菌の一つとしても考えています。	16.13%	13.61%	-	0.37 - 12.09% (男性の基準値)

あなたの菌叢と特に関わりのあるお悩み／課題点と改善ポイント

問診票から、あなたの現在のお悩みや症状・生活習慣の課題点を抽出した結果、それらに関連する可能性のある菌が抽出されました。

改善ポイント欄は、各菌を基準値に近づけるための生活習慣アドバイスが書かれています。

改善ポイントの頻出上位５項目については、左ページに詳しいアドバイスが掲載されています。それ以外の項目については、「検査結果ガイド」のp18-19をご参照ください。

症状	関連菌(属)	改善ポイント
【リスク】便秘	A;Actinomyces	納豆の摂取
【リスク】便秘	C;Adlercreutzia	欠食のない食生活　精白米、パン類の摂取
【リスク】便秘	E;Coprobacillus	漬物類の摂取
肌質:混合肌	E;Coprobacillus	漬物類の摂取
肌質:混合肌	V;Megamonas	漬物類の摂取　低体重の適正化

※あくまでも、腸内フローラ判定の検査値と問診票の回答値をもとに機械的に生成したアドバイスであり、菌叢改善や特定の疾患/症状の改善を保証するものではありません。
食物アレルギーによる食事制限や、その他既に医療機関での食事指導などを受けている場合は、その指示を優先してください。

(当レポートでは、それらの情報は加味しておりませんので、ご了承ください。)


腸内細菌叢の組成と問診票の結果を綜合して、食事の摂り方についての細かい注意、アドバイスが記載されます。また、このサンプルでは便秘のリスクが高いということで、積極的に食べたほうがいい食品が示されます。

資料提供：株式会社サイキンソー

あなたの生活習慣

腸内フローラは、生活習慣の改善で変化することが知られています。この機会に、あなたも食事や睡眠・運動などの生活習慣を見直してみてはいかがでしょうか。

問診票まとめ

検査時のMykinso問診票でご回答いただいた内容を反映しています。

項目	今回	前回	前々回
BMI	13.33	-	-
肌質	普通肌,混合肌	-	-
アレルギー	特になし	-	-
既往症	その他	-	-
便通頻度	頻度：下痢傾向(3回/日以上),形状：下痢傾向	-	-
喫煙習慣	なし	-	-
飲酒習慣	なし	-	-
睡眠習慣	1日平均6時間,睡眠の質不良	-	-
運動習慣	なし,平均歩数：不明	-	-
食習慣	欠食なし	-	-

改善ポイントトップ5

あなたの菌叢とお悩みに関連した改善ポイント（右ページ）のうち、菌叢と症状を改善する可能性が高い頻出度上位５項目についての具体的な実践方法やアドバイスです。

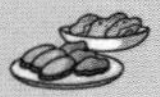

漬物類の摂取

漬物には腸内細菌として働く乳酸菌や酪酸菌が含まれます。加熱により菌が死滅していない自家製が理想です。ただし、塩分の摂りすぎには注意しましょう。（目安は小皿１つ分／日）

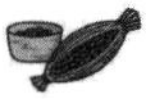

納豆の摂取

納豆菌は胃酸に強く、腸まで届きやすい菌です。また大豆オリゴ糖は、腸内細菌のエサとなり、菌を育てることに繋がります。週に４～６回を目安に継続的に摂りましょう。

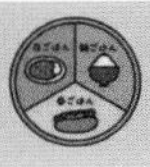

欠食のない食生活

食事は腸のぜん動運動の刺激にも繋がります。１日３回、なるべく決まった時間に食事をとることで、規則的な排便が望めます。特に朝食の欠食には注意しましょう。

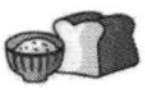

精白米、パン類の摂取

白米やパンなどの精製穀物は、便の構成材料や腸内細菌のエサとなる食物繊維の供給源に繋がります。毎日、適量（１食あたり握りこぶし１つ分目安）を摂るようにしましょう。

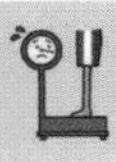

低体重の適正化

低体重は筋肉量が少なく、腸のぜん動運動低下による便秘・免疫低下による感染症にかかるリスクがあります。適正カロリーを把握してバランスの良い食事を心がけましょう。

むくみ予防には「補菌」と「育菌」

以上が「腸内フローラ検査」でわかることの一部です。

自分の腸内環境を知っておくためにも、機会があれば一度、検査を受けてみるのはいかがでしょうか。

最後に、どんな腸内環境の人にもあてはまる、**腸内環境を改善して腸のむくみを予防するための方法**をご紹介します。

第4章の食生活の改善とも重複する部分はありますが、まずは**善玉菌そのものを含む「補菌食材」**を摂ること。さらに、その**菌のエサになる「育菌食材」を摂ること**が必要です。

善玉菌を育てるために、これらを一緒に摂取する方法を「シンバイオティクス」といいます。

保菌食材の種類とそのはたらき、多く含まれる食品

	はたらき	多く含む食品
補菌食材	善玉菌を腸に直接届ける	乳酸菌、納豆菌 ビフィズス菌 ぬか漬けなどの発酵食品
育菌食材	善玉菌のエサになるものを摂って腸内細菌を育てる	水溶性食物繊維を多く含む食品（P102 参照） オリゴ糖 難消化性デキストリン （玄米、全粒粉のパン、冷やご飯、ポテトサラダなどに含まれる）

具体的には、善玉菌を腸に直接届ける補菌食材として、乳酸菌、ビフィズス菌、納豆菌などの発酵食品があります。

そして、善玉菌が育つためのエサになる育菌食材として、水溶性食物繊維を多く含む食品や、玄米、全粒粉のパン、冷やご飯、オリゴ糖、ポテトサラダなどに含まれる難消化性デキストリンがあります。

発酵食品は、腸内まで届いてそのまま働くことも期待できますが、**胃酸や加熱の影響を受けやすい**ので、できるだけ空腹時を避け、加熱し過ぎない調理法で摂ることをおすすめします。

また、第4章でも、姿勢を整えて腸の動

きを改善する運動の必要性をお話ししましたが、腸内細菌のバランスを整えるためにも、やはり運動が必要です。体を動かす習慣がないと、加齢とともに便秘を起こしやすくなり、**悪玉菌が増えて腸内細菌叢のバランスが悪化する**からです。

筆者もよく患者さんにすすめている、大股のウォーキングやストレッチは、全身の血流をうながして腸の動きを改善します。

さらに、適度な運動を習慣化することによって、質のよい睡眠を得られる効果もあり、寝ている間に腸管の微細なキズや炎症を修復することができるのです。

「善玉菌」「悪玉菌」の由来

ところで、そもそも、善玉菌、悪玉菌というようになったのは、なぜでしょうか。

時は昔、江戸時代に、幕府が奨励して庶民に流行した「心学」という学問がありました。これに影響を受けた小説に、〝善魂〟と〝悪魂〟というものが登場します。それが人の心に入り込むことによって、よい行いをしたり、悪い道に走ったりするものだと考えられており、転じて菌にも使われるようになりました。

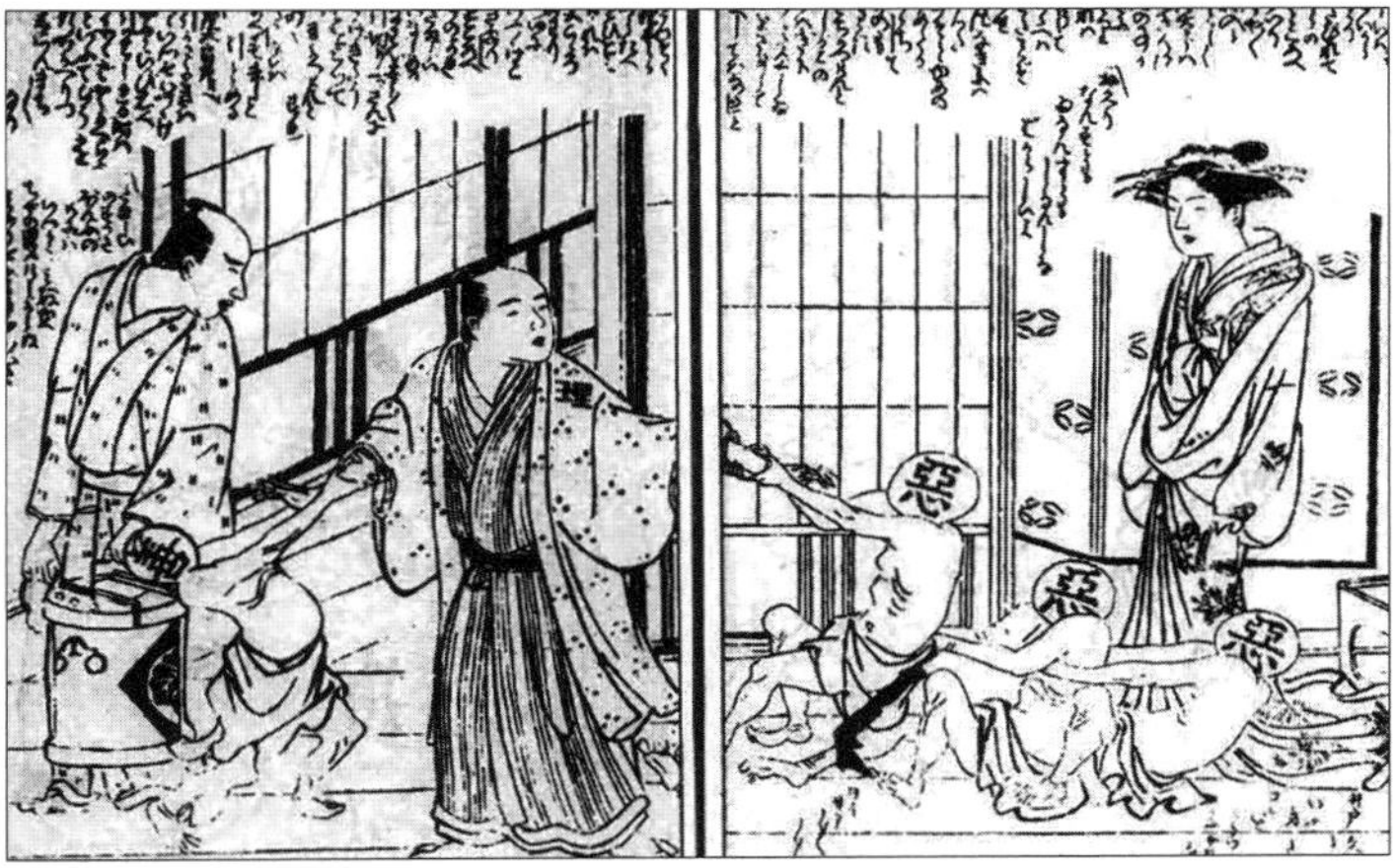

江戸時代の黄表紙『心学早染草』（1790年刊。山東京伝作、北尾政美画）。主人公の理太郎を、吉原の遊郭から帰らせようとする「善魂」と、もっと居続けるように誘惑する「悪魂」のせめぎ合いの場面が描かれる。

思えば、私たちの日々の生活も、この善魂と悪魂と同じように、**誘惑と自制心とのせめぎ合い**なのではないでしょうか。

「もう少しお酒を飲みたい」、「脂肪分たっぷりの肉が食べたいなぁ」、「歩くのは疲れるから車に乗ろう」といった悪魂のささやきは絶えません。

それでも、「いやいや、昨日飲んだから、今日は休腸日にしよう」、「昼ご飯は食物繊維をしっかり摂ろう」、「サボらないで、もっと体を動かそう」という善魂からの励ましに耳を傾け、うまくバランスを取りながら、毎日を過ごしてほしいと願っています。

おわりに

私事で恐縮ですが、私の父は、関西の地方都市の隅っこで内科医院を開業していました。「理論や医学データはいらん、治してナンボだ」というのが口癖でした。私はそんな父への反発もあり、一度は文系の大学に入学したのですが、家族の病気などもきっかけになり、自分も同じ道を進むことを決意して勉強し直したのです。

医師になって、東京の真ん中で暮らすようになり、都会の生活になんとなく違和感を感じるようになりました。

都会は豊かに見えますが、日本は意外に食が乏しいのではないでしょうか。

安く外食できる店もたくさんあるし、コンビニに行けばなんでも買えますが、冷凍食品や加工食品、油ものばかりでは、腸だけでなく体調も悪くなりそうです。街は清潔で、衛生面もきちんとしているように見えますが、実は古い建物も多く、水道管から出てくる水がカビ臭いような気もします。

患者さんも両極端です。体の具合が悪くなると、すぐに病院に薬をもらいにくる人がいるかと思えば、大腸がんがほかの臓器に転移して症状が出ているにもかかわらず、検査を受けたがらない人もいます。

もっと自分の体の声に耳を傾け、自分の体調と向き合って暮らしませんか。

健康管理を医者任せにしたり、テレビやインターネットの健康情報を鵜呑みにして「体にいいもの」だけを買いに走ったりするよりも、ふだんからバランスの取れた食事を食べて、体を動かし、規則正しい生活をしているだけで、体は自然と整ってきます。

「人間は〝生きもの〟なんだからね、生物として当たり前のことをして生きていかなくちゃ」——尊敬していた内科医の大先輩は、こういって患者さんに懇々とお説教をしていたものです。

私には、先輩のような威厳も経験もありませんから、患者さんに生活改善をすすめるなら、自分も実行しないと説得力がありません。

昔は、私自身もなんとなく毎日お酒を飲んでいたのですが、職場の宴席（医者って飲み会が多いのです）以外は、飲まない「休腸日」を最低週3日は設け、和食中心の食事をとるように心がけました。

運動に関しては、毎朝、5キロ走ってから仕事を始めるようにしたら、体も絞れて筋肉もつきました。それでようやく、患者さんにも自信を持って、生活改善のアドバイスができるようになったのです

何度もくり返しますが、動物性脂肪の摂り過ぎとお酒にタバコ、運動不足は、腸の慢性の炎症の原因になり、大腸がんなどの病気の予備群になります。

でも、それらの上流にある腸のむくみの段階で気づき、食事内容を見直し、体を動かすようにすると、腸の炎症は治まっていき、むくみもとれてお腹の具合もよくなります。

生活を見直して腸のむくみが改善すると、そのうちにほかの薬もいらなくなって、年に一度の健診以外には、私の外来に現れなくなった患者さんもたくさんいます。

医者としては、病名をつけてどんどん薬を出したり、お腹が痛くなって入院する患者さんを増やしたりしないと儲からないかもしれませんが——。

この本を手にとってくださった読者のみなさんも、なんとなくお腹の違和感や不調を

感じていて、ポリープやがんになっていないかと心配しているのではありませんか？

自分の腸がむくんでいることを知ったら、それほど無茶はできないはずです。

そして、お腹の調子がよくない人はもちろん、健康な人でも、40歳を過ぎたら一度は大腸内視鏡検査を受ける機会があればいいと思います。

学会ごとにアップデートされる医学研究の成果を学ぶことも、もちろん大切です。最新の医療知識と技術をもって診療にあたり、健康寿命を延ばすための知恵を患者さんにわかりやすく伝えること。それが私たち臨床医の務めです。これからも、患者さんたちの健康に寄り添う医師でありたいと思っています。

最後になりましたが、内視鏡検査の画像を掲載することを快諾してくださった患者さん、日々の診療をサポートしてくれる病院のスタッフに、この場を借りて御礼を申し上げます。

令和2年1月

大久保政雄

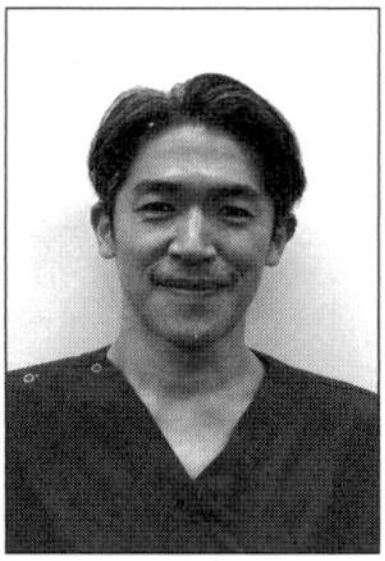

〈筆者略歴〉
大久保 政雄（おおくぼ・まさお）
1974年、京都府に生まれる。日本大学医学部卒。東京逓信病院消化器内科医長を経て、2018年より山王病院内科副部長。専門は消化器疾患全般、特に内視鏡での診断と治療に尽力し、〝正確で安全かつ苦痛のない内視鏡診断〟を実践する。地域医療に尽くした内科医の父の志に倣い、「研究より臨床」をモットーに日々、患者と向き合う。日本内科学会認定内科医、日本消化器病学会専門医、日本消化器内視鏡学会専門医・指導医、日本肝臓学会専門医。本書が初の著書。

大腸がんで死にたくなければ腸のむくみをとりなさい！

2020年 1月 24日　第1刷発行

著　者――大久保 政雄
発行者――徳留 慶太郎
発行所――株式会社すばる舎
東京都豊島区東池袋3-9-7 東池袋織本ビル　〒170-0013
TEL　03-3981-8651（代表）　03-3981-0767（営業部）
振替　00140-7-116563
URL　http://www.subarusya.jp/
装　丁――小口 翔平＋三沢 稜（tobufune）
編集協力――ヨシモト新企画
イラスト――小松 希生
印　刷――株式会社光邦

落丁・乱丁本はお取り替えいたします

ISBN978-4-7991-0873-4